Brauscheid

Thieme

Histamin-Intoleranz
Histamin und Seekrankheit

Herausgegeben von
Reinhart Jarisch

unter Mitarbeit von
M. Götz
W. Hemmer
A. Missbichler
M. Raithel
F. Wantke

2., neubearbeitete und erweiterte Auflage

Georg Thieme Verlag
Stuttgart · New York

Bibliografische Information Der Deutschen Bibliothek

Die Deutsche Bibliothek verzeichnet diese Publikation in der Deutschen Nationalbibliografie; detaillierte bibliografische Daten sind im Internet über http://dnb.ddb.de abrufbar.

Wichtiger Hinweis: Wie jede Wissenschaft ist die Medizin ständigen Entwicklungen unterworfen. Forschung und klinische Erfahrung erweitern unsere Erkenntnisse, insbesondere was Behandlung und medikamentöse Therapie anbelangt. Soweit in diesem Werk eine Dosierung oder eine Applikation erwähnt wird, darf der Leser zwar darauf vertrauen, dass Autoren, Herausgeber und Verlag große Sorgfalt darauf verwandt haben, dass diese Angabe **dem Wissensstand bei Fertigstellung des Werkes** entspricht.

Für Angaben über Dosierungsanweisungen und Applikationsformen kann vom Verlag jedoch keine Gewähr übernommen werden. **Jeder Benutzer ist angehalten,** durch sorgfältige Prüfung der Beipackzettel der verwendeten Präparate und gegebenenfalls nach Konsultation eines Spezialisten festzustellen, ob die dort gegebene Empfehlung für Dosierungen oder die Beachtung von Kontraindikationen gegenüber der Angabe in diesem Buch abweicht. Eine solche Prüfung ist besonders wichtig bei selten verwendeten Präparaten oder solchen, die neu auf den Markt gebracht worden sind. **Jede Dosierung oder Applikation erfolgt auf eigene Gefahr des Benutzers.** Autoren und Verlag appellieren an jeden Benutzer, ihm etwa auffallende Ungenauigkeiten dem Verlag mitzuteilen.

Rüdigerstraße 14
D-70469 Stuttgart
Telefon: +49 / 07 11 / 89 31-0
Unsere Homepage: http://www.thieme.de

Printed in Germany

Umschlaggestaltung: Thieme Verlagsgruppe
Umschlaggrafik: Martina Berge, Erbach

Grafik und Satz:
Die QUADRATUR Kommunikationsagentur
Ges. m. b. H.
Maurer Lange Gasse 80 – 82
A-1230 Wien

Druck: Druckhaus Götz GmbH, Ludwigsburg

ISBN 3-13-105382-8 1 2 3 4 5 6

Autorenverzeichnis

Herausgeber

Univ. Prof. Dr. Reinhart Jarisch
FAZ – Floridsdorfer Allergiezentrum
Franz-Jonas-Platz 8
A-1210 Wien

Mitarbeiter

Univ. Prof. Dr. Manfred Götz
Wilhelminenspital der Stadt Wien
Abt. f. Kinder- und Jugendheilkunde
mit Lungen- und Infektionskrankheiten
Montleartstrasse 37
A-1171 Wien

Univ. Doz. Dr. Wolfgang Hemmer
Dr. Iris Steinbrecher
FAZ – Floridsdorfer Allergiezentrum
Franz-Jonas-Platz 8
A-1210 Wien

Dr. Albert Missbichler
ScioTec GmbH
Simmeringer Hauptstraße 24
A-1110 Wien

Priv. Doz. Dr. Martin Raithel
Cand. med. Verena Wilken
Universität Erlangen-Nürnberg
1. Med. Abteilung
Funktionelle Gewebediagnose
Krankenhausstraße 12
D-91054 Erlangen

Univ. Doz. Dr. Felix Wantke
Wilhelminenspital der Stadt Wien
Lungenabteilung
Montlearstraße 37
A-1160 Wien

Inhalt

1. Vorwort ...

Dieses Buch soll ganz bewußt kein neues Buch über Allergien sein, da diesbezüglich etliche ganz ausgezeichnete Werke vorliegen (1-7) Allerdings ist all diesen Büchern gemeinsam, daß die Histamin-Intoleranz fehlt, so dass mit dieser Broschüre die diesbezügliche Lücke zu schließen ein Anliegen war.

In diesem Zusammenhang möchte ich mich bei allen Patienten bedanken, durch deren Einblick in deren Krankengeschichte ich selbst viele neue Erkenntnisse gewonnen habe, die bei weiteren Patienten hilfreich zur Anwendung kommen konnten. Darüber hinaus haben die Vorträge und Kurse bei Diätassistentinnen durch den dabei stattgefundenen Feedback wertvolle Erkenntnisse gebracht. Nicht zuletzt möchte ich mich bei allen Kolleginnen und Kollegen für die Zuweisung von klassischen Histamin-intoleranten Patienten bedanken, deren Krankengeschichte zum Wissen über die Histamin-Intoleranz ganz wesentlich beigetragen hat.

„Nicht bedanken" möchte ich mich bei jenen Patienten, die in Buchhandlungen immer wieder nach dem Buch „Die histaminfreie Diät" gefragt haben, dieses kaufen wollten und, da dies noch nicht geschrieben, nicht erhalten haben. Letztlich hat deren Hartnäckigkeit bewirkt, daß ich mich dazu entschlossen habe, etwas zu tun, was ich nie wollte, nämlich ein Buch zu schreiben.

Sollten diese Informationen jedoch Patienten helfen ein beschwerdefreies bzw. beschwerdeärmeres Leben führen zu können, so hat sich die Mühe gelohnt.

Literatur

1. Brüser E. Allergien. Das Immunsystem auf Abwegen. Stiftung Warentest, in Zusammenarbeit mit dem Verein für Konsumenteninformation Österreich. Berlin, Stiftung Warentest, 1998, 319 Seiten.
2. Heppt W, Renz H, Röcken M (Hrsg.). Allergologie. Berlin, Heidelberg, New York, Springer, 1998, 310 Seiten.
3. Jäger L, Wüthrich B. Nahrungsmittelallergien und -intoleranzen. Immunologie, Diagnostik, Therapie, Prophylaxe. Ulm, Stuttgart, Jena, Lübeck, Fischer, 1998, 268 Seiten.
4. Kleine-Tebbe J. Pollen, Milben und Co. Was tun bei Allergien? Stuttgart, Medpharm Scientific publishers, 1997, 136 Seiten.
5. Kofler H. Allergologische Testmethoden. In: Fritsch P. Dermatologie und Venerologie: Lehrbuch und Atlas. Berlin, Heidelberg, New York, Springer, 1998:105–115.
6. König W. Grundlagen und Mechanismen der allergischen Reaktion. Thieme Verlag 1994.
7. Wüthrich B. Nahrungsmittel und Allergie. Dustri Verlag, Dr. Karl Feistle 1996.

... zu Auflage 2

Da sich das Buch laut Meinung des Thieme-Verlags zu einem regelrechten "Dauerbrenner" entwickelt hat, haben wir uns entschlossen eine 2. Auflage herauszugeben. Viele neue Erkenntnisse über Erkrankungen, die durch Histamin ausgelöst werden, haben dazu geführt, dass einige Kapiteln neu geschrieben wurden. Dies betrifft die Kapitel Asthma bronchiale, das nunmehr von Prof. Götz, einem international renommierten Experten neu geschrieben wurde. Weiters die Kapitel Magenbeschwerden, Durchfälle und weicher Stuhl, die von Doz. Raithel neu gestaltet wurden. Hinzugekommen ist eine Gemeinschaftsproduktion von Frau Wilken und Doz. Raithel über die Mastozytose, eine Erkrankung die geradezu als Paradigma (Paradebeispiel) einer Histamin-Erkrankung gelten kann. Der neue Test zur Bestimmung der Diaminoxidase wurde von Dr. Albert Missbichler, einem Chemiker und Entwickler dieses Tests, beschrieben.

Da es bislang noch kein Lehrbuch über die Seekrankheit gibt, obwohl praktisch kaum ein Mensch davor gefeit ist, habe ich mich entschlossen, die diesbezügliche Literatur, die nunmehr über 2000 wissenschaftliche Arbeiten umfasst, durchzuackern und in einer verständlichen Form Ursache und Therapie dieser Erkrankung wiederzugeben.
Das Buch hat dazu beigetragen, dass das Krankheitsbild der Histamin-Intoleranz in neuen Lehrbüchern der Dermatologie und auch der Inneren Medizin, Eingang gefunden hat, eine Computernummer bekommen hat und sehr vielen, wenn auch noch nicht allen Ärzten als geläufiges Repertoire ihrer Diagnostik dient. Da jetzt kommerziell erhältliche Test-Kits für Histamin als auch neuerdings für die Diaminoxidase zur Verfügung stehen, ist zu erwarten, dass viele Labors sowohl in Österreich als auch in benachbarten EU-Staaten die Diagnostik der Histamin-Intoleranz durchführen werden können. Darüber hinaus sind an einigen Universitäten Forschungen bezüglich dieses Krankheitsbildes angelaufen, sodass in naher Zukunft eine Fülle von patientenorientierten Ergebnissen zu erwarten sind, die Diagnostik und Therapie weiter verbessern helfen werden.

Als Herausgeber dieses Buches freue ich mich über den großen Erfolg, der unterstreicht, wie viele Menschen eigentlich an Histamin-Intoleranz leiden und wünsche den Betroffenen ein besseres Verständnis für ihr Krankheitsbild, eine verbesserte Diagnose ihres Krankheitsbildes und eine Therapiemöglichkeit die zu Beschwerdefreiheit führen soll.

... zu Kapitel 11

von Wolfgang Hausner

Irgendwann einmal in der fernen Vergangenheit wagten sich die ersten Menschen auf das Meer und begannen zu segeln. Dieser Zeitpunkt mag ungewiss sein, sicher aber kann man annehmen, dass ab dann auch die Seekrankheit in Erscheinung trat.

Nicht alle Menschen werden davon betroffen, selbst der Begriff Seekrankheit ist dehnbar und nicht so eindeutig definierbar wie z. B. schwanger sein. Entweder ist man das, oder nicht.

So können zwei Personen von sich aus zu Recht behaupten, seekrank zu sein. Eine leidet für kurze Zeit unter Übelkeit, erbricht sich leicht und fühlt sich danach gleich wieder besser. Der andere kotzt sich seit zwei Tagen die Seele aus dem Leib, der Magen fühlt sich an wie eine offene Wunde, die in regelmäßigen Abständen von schmerzhaften Krämpfen durchgewunden wird. Rauf kommt nur mehr Magensäure, die den Schlund verätzt und einem die Tränen in die Augen treibt.

Ein Sprichwort drückt dieses bedauernswerten Zustand gut aus:
"Zuerst hat man Angst, dass man stirbt, und dann dass man nicht."

Im Laufe der Zeit wurden viele Mittel probiert und auch auf den Markt gebracht. Manche lindern den Zustand, bringen oft unerwünschte Nebenwirkungen mit sich, aber ein Universalmittel gibt es noch nicht.

Herrn Univ. Prof. Dr. Reinhart Jarisch ist hier ein echter Durchbruch gelungen, indem er aufzeigt, dass die primäre Ursache der Seekrankheit Histamin ist, eine Tatsache, die bis jetzt nicht erkannt wurde. Diese Information alleine würde einen seekranken Menschen nicht gesund machen, aber Herr Dr. Jarisch sagt uns nicht nur warum wir seekrank werden, sondern hat auch gleich das Rezept zur Hand, das so verblüffend einfach ist, dass ich nur hoffen kann, dass möglichst viele Menschen davon Gebrauch machen werden.

2. Einleitung

Kopfschmerzen werden meist der Halswirbelsäule oder dem Wetter zugeordnet. Aufwendige Untersuchungen, wie Röntgenbilder der Halswirbelsäule oder Computertomographie und Magnetresonanz, versuchen der Ursache auf den Grund zu gehen. Das heißt, wir leben immer noch im Zeitalter der Statik und nicht der Dynamik, das heißt, pathophysiologische Veränderungen werden einfach ignoriert. Mit dem Ergebnis, dass Patienten normale Befunde ausgestellt werden, obwohl sie krank/leidend sind.

Die verlegte Nase wird mit einer Deformation der Nasenscheidewand in Beziehung gebracht, obwohl 40% der Bevölkerung diese anatomische Variation haben, vielfach ohne Beschwerden anzugeben. Eine rinnende Nase wird einer Allergie zugeordnet, obwohl die Allergieteste negativ sind. Und dies obwohl allgemein bekannt ist, dass manchen Menschen bei Genuss von Wein „die Nase zugeht".

Asthma bronchiale kann „exogen" sein, also von außen kommend, also bedingt durch Hausstaubmilbe, Pollen, Tierepithelien, Schimmelpilze oder aber „endogen" sein, also von innen kommend, auch als intrinsisch bezeichnet, also ohne bekannte Ursache. Dabei ist vielen Patienten längst bekannt, dass Rotwein, aber auch Emmentalerkäse oder Thunfisch-Pizza, Atemnot auslösen können. Darüber hinaus gibt es Medikamente, die Hemmer der Diaminoxidase sind, also des Enzyms, das Histamin abbaut, die aber speziell in der Asthmatherapie eingesetzt werden. Dies obwohl allgemein bekannt ist, dass zum Nachweis von Asthma bronchiale die Provokation mit Histamin eingesetzt wird und dessen positives Ergebnis zur Diagnose von Asthma bronchiale verhilft.

Magenbeschwerden führen zur Gastroskopie und dem Nachweis des Bakteriums Helicobacter pylori, obwohl eine histaminfreie Diät hier schneller und billiger Klarheit schaffen könnte.

Herzrhythmusstörungen bei jungen Erwachsenen führen zu umfangreichen kardiologischen Untersuchungen, meist mit negativem Ergebnis und der Aussage: Es ist alles in Ordnung, obwohl der Patient weiß, dass dem nicht so ist.

Durchfälle und weicher Stuhl sind Anlass für Darmröntgen und aufwendige Darmuntersuchungen, die an die Grenze der Peinlichkeit gehen, mit meist negativem Ergebnis, ohne dass daran gedacht wird, dass Nahrungsmittel-Unverträglichkeiten eine Rolle spielen könnten.

Auch Morbus Crohn-Patienten werden lieber medikamentös kontrol-

liert, als dass ihnen mit einer histaminfreien Diät geholfen würde.
Niedriger Blutdruck ist ein typisches Symptom der Histamin-Intoleranz, dennoch wird er meist als „gottgewollt" akzeptiert.
Darüber hinaus sind manche Medikamentenallergien in Wahrheit Histamin-Intoleranzen, und auch Patienten mit Neurodermitis können darunter leiden und von einer histaminfreien Diät profitieren.
Dieses Buch will keine neue Medizin erfinden, sondern eine Lücke der Medizin schließen, in der sich bisher die Alternativmedizin klinisch erfolglos, aber finanziell erfolgreich, breit gemacht hat.
Weiters will dieses Buch helfen, medizinische Vorgänge á la Hugo Portisch zu erklären und Dinge, die der Patient oft schon unbewusst weiß, so umzusetzen, dass sie einfach genützt werden können.

3. Histamin und biogene Amine

_ 3.1 Histamin

Histamin ist eine einfache chemische Substanz mit einem Molekulargewicht von 111. Es ist seit dem Jahr 1911 bekannt und wurde damals im Mutterkorn entdeckt. Wie meistens in der Medizin basieren große Erfindungen auf Zufällen, Irrtümern oder Schlampereien. So auch hier, denn erst Jahre später fand man heraus, dass das damals untersuchte Mutterkorn offenbar durch Bakterien kontaminiert war und dass im Mutterkorn kein Histamin enthalten ist, dass allerdings Histamin das Produkt von Bakterien ist. Diese Erkenntnis ist insofern wichtig, als sie nahtlos auf Nahrungsmittel übertragbar ist. Das heißt, jene Nahrungsmittel, die einen Reifungsprozess, bei denen Bakterien eine Rolle spielen, durchmachen, haben naturgemäß einen hohen Histamin-Gehalt. Um nun z. B. beim Rotwein im Rahmen der Gärung die Histaminproduktion gering zu halten, wurden in letzter Zeit gekühlte Bottiche verwendet, da das Bakterienwachstum mit höherer Temperatur schneller und bei niedrigerer Temperatur langsamer vor sich geht.
Histamin ist der wichtigste Mediator (Entzündungsstoff) bei allergischen Erkrankungen wie Rhinitis allergica (Heuschnupfen) und Asthma bronchiale. Darüber hinaus ist Histamin der klassische Auslöser einer Urticaria (Nesselausschlag) und spielt bei Medikamenten-Allergien bzw. -Unverträglichkeiten eine wichtige Rolle.
Histamin hat verschiedene physiologische (natürliche) Wirkungen,

diese sind Gefäßerweiterung und Kontraktur (Zusammenziehung) des Uterus (Gebärmutter).
Die unerwünschten Wirkungen betreffen Kopfschmerzen, verlegte bzw. rinnende Nase, Atemwegsobstruktionen bis zum Asthma bronchiale, Tachykardie (schneller Pulsschlag) sowie Extrasystolen (Extraschläge) bis zu massiveren Herzproblemen, weiters Magen-Darmbeschwerden, die zu weichem Stuhl bis Durchfällen führen können und niedriger Blutdruck (Hypotonie). Oft finden sich auch Schwellungen der Augenlider, gelegentlich auch urticarielle Exantheme (Nesselausschläge).
Histamin wird vom Menschen selbst produziert und in Blut- und Gewebszellen (basophilen Granulozyten bzw. Mastzellen) gelagert und steht zur sofortigen Freisetzung jederzeit zur Verfügung.
Darüber hinaus kann Histamin auch von außen in den Körper gelangen, einerseits durch Einatmen, wie es z. B. bei der Histamin-Provokation bei Patienten zur Abklärung eines Asthma bronchiale erfolgt, oder aber auf dem oralen Weg, also durch Essen und Trinken von histaminhältigen Speisen bzw. Getränken, wo es nach Resorption im Darm in die Blutbahn gelangt.
Histamin kann in die Haut injiziert werden, durch den sogenannten PRICK- oder Intradermaltest und führt hier klassischerweise zu einer Quaddelreaktion und einem Erythem ähnlich einem Gelsenstich. Die intravenöse Zufuhr von Histamin kann alle oben genannten Beschwerden auslösen, insbesondere gefürchtet sind rasende Kopfschmerzen, die vom Patienten so beschrieben werden, als würde es ihnen den Kopf zerreißen.
Während Histamin an der Haut zu relativ harmlosen Symptomen wie Juckreiz und Quaddelbildung führt, kann in die Blutbahn gelangtes Histamin tödliche Folgen haben. Eine wissenschaftliche Untersuchung von Sattler (1) soll dies erläutern. Er untersuchte zwei Gruppen von je 15 Schweinen, denen mittels Magensonde eine kleine Menge Alkohol und Emmentaler Käse zugeführt wurde. Eine Gruppe der Schweine erhielt vorher einen Hemmer der Diaminoxidase (histaminabbauendes Enzym). Die nichtvorbehandelte Gruppe von Schweinen vertrug den Alkohol und Emmentaler problemlos. Alle Schweine bei denen das histaminabbauende Enzym medikamentös blockiert war, kamen nach Aufnahme von Alkohol und Emmentaler in den anaphylaktischen

Schock, wobei drei Schweine verstarben. Nun wurde dieses Experiment wiederholt, die Schweine erhielten wieder einen Hemmer der DAO aber zusätzlich auch ein Gegenmittel in Form von Medikamenten, die den Histamin-Rezeptor blockieren können (Gabe von H1- und H2-Rezeptorenblockern). Nun wurde wieder eine kleine Menge von Alkohol und Emmentaler Käse zugeführt, und die histaminhältige Nahrung wurde problemlos vertragen.

Daraus kann man erkennen, dass nicht so sehr das Histamin alleine gefährlich ist, sondern insbesondere das Fehlen entsprechender Abbaumechanismen.

Verdorbenes Fleisch enthält große Mengen von Histamin, stark verdorbenes Fleisch nennt man Aas, welches von Tieren, wie z. B. Löwen, problemlos vertragen wird. Würden Menschen so etwas essen, würden sie unweigerlich sterben. Der Löwe verträgt diese Histamin-Aufnahme nur deshalb problemlos, da er über die entsprechende Menge des histaminabbauenden Enzyms verfügt. Hier drängt sich nun die Frage auf: Ist es möglich, die DAO im Menschen zu vermehren, um hier einen besonderen Schutz vor allergischen oder allergieähnlichen Erkrankungen zu bekommen?

Dafür gibt es ein natürliches Modell, nämlich die Schwangerschaft. Während der Schwangerschaft wird ab dem 3. Schwangerschaftsmonat in der Plazenta (Mutterkuchen) eine große Menge DAO produziert. Der physiologische Zweck dieser Maßnahme scheint darin zu liegen, den Uterus (Gebärmutter), der ja Histamin-sensibel ist, vor allfälligen Histamineinwirkungen, wie z. B. Aufnahme von histaminhältigen Speisen, während der Schwangerschaft zu schützen.

Um nun sicher zu gehen, dass der Fetus nicht vorzeitig abgeht, erfolgt eine Überproduktion an DAO, die den 100 bis 300-fachen Normalwert erreichen kann.

Dies führt einerseits zum Schutz des Uterus vor Histamineinwirkung und somit frühzeitigem Schwangerschaftsende, andererseits machen viele allergische Schwangere die Erfahrung, dass ab dem 3. Schwangerschaftsmonat allergische Erkrankungen wie Heuschnupfen und Asthma völlig verschwinden, um nach der Geburt und nach Ausstoßen der Nachgeburt wieder aufzutreten (siehe auch Kapitel Schwangerschaft und Allergie).

_ Literatur:

1. Sattler J, Lorenz W. Intestinal diamine oxidases and enteral-induced histaminosis: studies on three prognostic variables in an epidemiological model. J Neural Transm 1990;32 (Suppl):291–314.

_ 3.2 Diaminoxidase (F. Wantke)

Histamin ist praktisch in jedem Nahrungsmittel enthalten. Histamin ist eine biologisch hochpotente Substanz, vor der sich der Körper wirksam schützen muss. Daher gibt es bereits im Darm die erste Barriere gegen Histamin. Die Zellen der Darmschleimhaut, die Enterozyten, produzieren und enthalten ein Enzym, das Histamin abbauen kann. Dieses Enzym heißt Diaminoxidase, hat ein Molekulargewicht von 90.000 Da und enthält Kupfer. Diaminoxidase ist hauptsächlich im Dünndarm, in der Leber, in den Nieren und im Blut in weißen Blutzellen zu finden. Bei Schwangeren wird Diaminoxidase zusätzlich in der Plazenta gebildet. Interessanterweise haben Schwangere etwa 500 bis 1000 mal höhere Blutdiaminoxidasespiegel als Nicht-Schwangere. Diaminoxidase wird kontinuierlich produziert und in das Darmlumen abgeschieden. Bei einem gesunden Menschen wird histaminreiche Nahrung daher bereits im Darm von Histamin weitgehend „befreit“. Das verbleibende Histamin wird beim Durchtritt durch die Darmschleimhaut von der dort sitzenden Diaminoxidase abgebaut. Histamin wird zu Imidazolacetaldehyd und weiters zu Imidazolessigsäure zerlegt. Die Co-Faktoren der Diaminoxidase sind 6-Hydroxydopa und wahrscheinlich Pyridoxalphosphat, das Vitamin B6. Diaminoxidase ist ein empfindliches Enzym das von verschiedenen Substanzen wie anderen biogenen Aminen, Alkohol und seinem Abbauprodukt Acetaldehyd und verschiedenen Medikamenten gehemmt werden kann. Diaminoxidase ist bei entzündlichen Darmerkrankungen vermindert, wie in mehreren Studien nachgewiesen wurde.

Wie schon erwähnt, ist die Diaminoxidase des Darmes der erste Schutzmechanismus gegen Histamin in der Nahrung. Diaminoxidase schützt aber auch vor Histamin, welches von Darmbakterien physiologischerweise im Darm gebildet wird. Wird trotzdem Histamin über die Darmzellen aufgenommen, so wird es über die Blutbahn in die Leber transportiert. Dort wird Histamin über die N-Methyltransferase, dem zweiten, wichtigen histaminabbauenden Enzym des Körpers weiter abgebaut. N-Methyltransferase spaltet Histamin über N-Methylhistamin, N-Methylimidazolacetaldehyd in N-Methylimidazolessigsäure. Die Hauptaufgabe der N-Methyltransferase liegt im Abbau von Histamin, welches im Körper entsteht.

Bei Patienten, die Beschwerden nach Verzehr histaminreicher Nahrungsmittel haben, also bei Patienten mit „Histamin-Intoleranz", ist der Histaminabbau im Darm durch das Enzym Diaminoxidase höchstwahrscheinlich gestört.

Hier gibt es prinzipiell 2 Theorien. Zum einen ist vorstellbar, dass diese Patienten einen Mangel an Diaminoxidase haben, d. h., dass ihre Darmschleimhautzellen einfach deutlich weniger Diaminoxidase enthalten oder produzieren als gesunde Darmschleimhautzellen beschwerdefreier Vergleichspersonen. Zum anderen könnte es auch sein, dass die Diaminoxidase in einer inaktiven Form vorliegt und daher ihrer histaminabbauenden Funktion nicht nachkommen kann, und folglich ein Abbaudefizit entsteht. Das klassische Beispiel für ein Aktivitätsdefizit von Diaminoxidase ist die Hemmung der Diaminoxidase durch ein Medikament.

Es gibt mindestens drei Formen einer Histamin-Intoleranz auf der Basis einer verminderten Diaminoxidaseaktivität. Es gibt offensichtlich wenige Menschen, die einen angeborenen Diaminoxidasemangel haben und diesen auch nicht verlieren. Zweitens kann im Rahmen eines Infektes der Darmschleimhaut ein vorübergehender Diaminoxidasemangel auftreten. Nach Abheilen des Infektes normalisiert sich auch die Diaminoxidase. Drittens kann es exogen (= von außen) zu einer verminderten Diaminoxidaseaktivität im Rahmen der Gabe verschiedener diaminoxidasehemmender Substanzen kommen. Dazu gehören vorrangig Alkohol und sein Abbauprodukt Acetaldehyd, gewisse aminreiche Nahrungsmittel und, besonders wesentlich, eine Unzahl von Medikamenten.

Hervorzuheben ist, dass bei nicht ausreichendem Histaminabbau über die Diaminoxidase (= Zusammenbrechen der Darmbarriere gegen Histamin) auch das zweite histaminabbauende Enzym, N-Methyltransferase, in Mitleidenschaft gezogen wird. In dieser Situation hemmen nämlich Abbauprodukte von Histamin die N-Methyltransferase. Somit ist erklärbar, dass eine Hemmung der Diaminoxidase im Darm zu einer

Entgleisung des Histaminstoffwechsels führen kann, besonders wenn mehrere histaminhaltige Nahrungsmittel konsumiert werden.
Bis heute ist kein Medikament bekannt, welches die Diaminoxidaseaktivität deutlich erhöht. Wenn Heparin injiziert wird, so kommt es zu einem vorübergehendem Anstieg der Diaminoxidase im Serum, da Diaminoxidase aus dem Darm ausgeschwemmt wird. Allerdings ist das weder eine realistische noch sinnvolle Behandlung. In erst kürzlich durchgeführten Untersuchungen konnte gezeigt werden, dass das Antihistaminikum Diphenhydramin die Diaminoxidaseaktivität um 20 % im Reagenzglas erhöhte.

_ Literatur:

1. Baenzinger NL, Mack P, Jong YJ, Dalemar LR, Perez N, Lindberg C, Wilhelm B, Haddock RC. An environmental regulated receptor for diamine oxidase modulates human endothelial cell/fibroblast histamine degradative uptake. J Biol Chem 1994;269:14892–14898.
2. Daniele B, Quaroni A. Polarized secretion of diamine oxidase by intestinal epithelial cells and its stimulation by heparin. Gastroenterology 1990;99:1675–1687.
3. Janes MS et al. A new redox cofactor in eukariotic enzymes: 6-hydroxydopa at the active site of bovine serum amine oxidase. Science 1990;284:981–987.
4. Maslinski C, Fogel WA. Catabolism of histamine. In: Uvnäs B (ed), Histamine and histamine antagonists. Berlin, Springer, 1991:165–189.
5. Sattler J, Häfner D, Klotter HJ, Lorenz W, Wagner PK. Food induced histaminosis as an epidemiological problem: plasma histamine elevation and haemodynamic alterations after oral histamine administration and blockade of diamine oxidase (DAO). Agents and Actions 1988;23:361–365.
6. Sattler J, Lorenz W, Kubo K, Schmal A, Sauer S, Lüben L. Food induced histaminosis under diamine oxidase (DAO) blockade in pigs: Further evidence of the key role of elevated plasma histamine levels as demonstrated by successful prophylaxis with antihistamines. Agents and Actions 1989;27:212–214.
7. Sessa A, Desiderio MA, Perin A. Effects of acute ethanol administration on diamine oxidase activity in the upper gastrointestinal tract of rat. Alcoholism Clin Exp Res 1984;8:185-190.
8. Sessa A, Perin A. Diamine oxidase in relation to diamine and polyamine metabolism. Agents and Actions 1994;43:69–77.
9. Tufvesson G, Tryding N. Determination of DAO-activity in normal human blood serum. Scand J Clin Lab Invest 1969;24:163–168.
10. Wantke F, Focke M, Hemmer W, Haglmüller T, Götz M, Jarisch R. The red wine maximization test: drinking histamine rich wine induces a transient increase of plasma diamine oxidase activity in healthy volunteers. Inflammation Research 1999;48:169–170.
11. Wantke F, Götz M, Jarisch R. The red wine provocation test: intolerance to histamine as a model for food intolerance. Allergy Proceedings 1994;15:27–32.
12. Wantke F, Hemmer W, Haglmüller T, Götz M, Jarisch R. Histamine in wine: bronchoconstriction after a double blind placebo controlled red wine provocation test. A case report. Int Arch Allergy Immunol 1996;110:397–400.
13. Wantke F, Proud D, Siekierski E, Kagey-Sobotka A. Daily variations of serum diamine oxidase and the influence of H1 and H2 blockers: a critical approach to routine diamine oxidase assessment. Inflammation Research 1998;47:396–400.

_ 3.3 Diagnostischer Nachweis der Aktivität von Diaminooxidase in Serum oder Plasma (A. Missbichler)

Allgemeines: Seit 2003 gibt es die Möglichkeit, die Aktivität des Enzyms Diaminooxidase (DAO) im Blut mit einem kommerziell erhältlichen Testsystem zu bestimmen. Mit Hilfe eines patentierten Verfahrens ist es möglich, aus nur wenigen Tropfen Blut Information über die biologische Wirksamkeit des Enzyms beim jeweiligen Patienten zu erhalten. Die DAO ist stabil und wird kontinuierlich auch in das Blut abgegeben. Die Aktivität der DAO im Blut korreliert mit der Histaminabbaukapazität des Organismus und stellt somit einen geeigneten Marker für die Diagnostik der Histamin-Intoleranz und assoziierter Krankheitsbilder dar.

Das Blut wird im Rahmen der Untersuchung beim Arzt abgenommen. Da das Enzym ausgesprochen stabil ist, kann die Blutprobe mehrere Tage gelagert werden, bevor sie einer Bestimmung zugeführt wird. Dies ist insofern von Bedeutung, als der Test eine gewisse spezielle Ausstattung des Labors erfordert, die nicht überall gegeben ist. Damit kann auch bei Ärzten, die nicht unmittelbar an ein derartig ausgestattetes Labor angeschlossen sind, die Bestimmung der Aktivität der DAO problemlos durchgeführt werden.

Bei dem Test wird nicht nur auf das Vorhandensein des Enzyms, sondern insbesondere auf seine Aktivität, also die Fähigkeit, das störende Histamin abzubauen, getestet. Das Messergebnis gibt dem Arzt wichtige Hinweise, ob die bei der Anamnese festgestellten Probleme auf eine Unterfunktion des Enzyms zurückzuführen sind oder ob doch (auch) andere Ursachen vorliegen.

Der Testkit ist eine neue Entwicklung, die eine standardisierte und sehr reproduzierbare Messungen der Enzymaktivität ermöglicht. Alle störenden Einflüsse durch Ernährung oder Medikation auf die Aktivität der DAO können zum Zeitpunkt der Beschwerden bestimmt werden. Eine Wiederholung der Messung nach abklingen der Beschwerden kann den Therapieerfolg untermauern.

Prinzip der Messung: Der Test beruht auf der Umsetzung einer Substanz, die nur von der DAO in dieser Form erkannt und verändert wird. Eine derartige Substanz nennt man auch Substrat.

Die Aktivität von DAO in der Probe wird über die Konzentration des entstehenden Produktes bestimmt. Als Substrat wird schwach radioaktives [1,4-14C]-Putrescindihydrochlorid eingesetzt. Das bei der Reaktion entstehende radioaktive D1-Pyrrolin wird vom ebenfalls radioaktiven Substrat Putrescin mittels Flüssigphasenextraktion getrennt. Die Effizienz der Trennung liegt bei über 95 %, sodass tatsächlich nur das vom aktiven Enzym hergestellte D1-Pyrrolin gemessen wird. Als Extraktionsmittel wird ein ungiftiges, nicht chloriertes Lösungsmittel, das sich durch eine hohe Extraktionseffizienz auszeichnet, eingesetzt. Zur organischen Phase, in der sich das entstandene radioaktive D1-Pyrrolin befindet, wird ein sogenannter Szintillator zugesetzt. Dieser Szintillator verwandelt die radioaktive Strahlung in Lichtblitze, die wiederum in einem Beta-Counter bestimmt werden können. Die gemessene Menge an Radioaktivität ist direkt proportional der DAO-Aktivität in der Probe.

Das Reaktionsschema lässt sich vereinfacht graphisch etwa wie folgt darstellen:

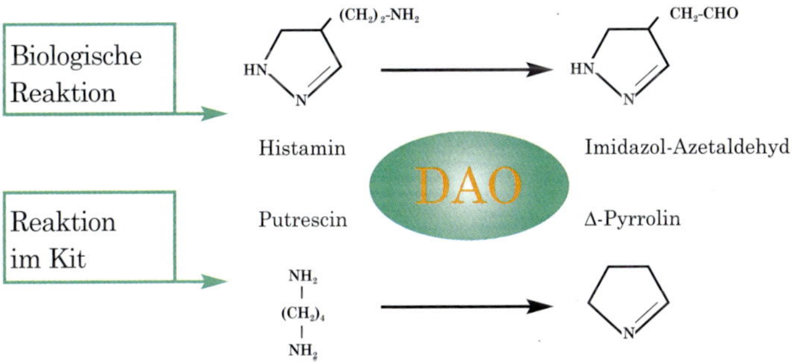

Sowohl Histamin als auch Putrescin werden vom Enzym in etwa gleich effizient erkannt und verarbeitet. Obwohl sich diese beiden Substrate beim ersten Anblick stark unterscheiden, sind sie für das Enzym ähnlich, weil sie 2 Aminogruppen (NH_2 bzw. NH) beinhalten. Zur Probe wird eine genau definierte Menge an Putrescin (chemisch richtig [1,4-^{14}C]-Putrescindihydrochlorid) zugesetzt.

Nach 150 min Reaktionszeit wird je nach Aktivität der in der Probe vorhandenen DAO aus diesem Putrescin mehr oder weniger Δ1-Pyrrolin erzeugt. Je aktiver die DAO in der Probe, desto mehr Δ1-Pyrrolin entsteht während der Inkubation. Das Reaktionsprodukt unterscheidet sich vom Substrat sehr stark in der Löslichkeit in Wasser und in organischen Lösungsmitteln. Δ1-Pyrrolin lässt sich daher praktisch vollständig aus der wässrigen Probe in ein organisches, mit der Probe nicht mischbares Lösungsmittel überführen. Die ins Lösungsmittel extrahierte Menge an Radioaktivität spiegelt daher die Enzymaktivität exakt wieder.

Die Aktivität wird in Units pro ml Probe (U/ml) angegeben.

Als Vergleich dient eine Verdünnungsreihe einer standardisierten und stabilisierten Lösung von DAO, die aus Schweineniere isoliert wurde. Die DAO aus Schweineniere ist jener des Menschen sehr ähnlich, sodass sie als Standard dienen kann. Diese Lösung stellt gewissermaßen den Maßstab für die Aktivitätsbestimmung dar und garantiert eine Vergleichbarkeit der Messergebnisse in verschiedenen Labors und über lange Zeiträume.

Die grafische Auswertung einer solchen Verdünnungsreihe sieht in der Praxis so aus:

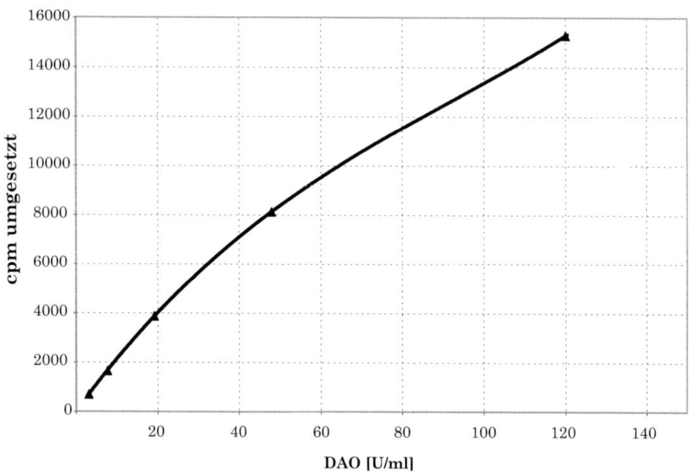

Richtigkeit und Wiederholbarkeit von Messungen: Wiederholte Messungen von derselben Probe zeigen, dass das System sehr reproduzierbare (richtig wiederholbare) Messergebnisse liefert. So ist die Schwankung innerhalb einer Messserie kleiner als 10 %, jene zwischen Messungen an verschiedenen Tagen kleiner als 15 %. Diese Schwankungen sind im Vergleich zu den Aktivitätsunterschieden in verschiedenen Proben vernachlässigbar. Verschiedenen Proben wurden unterschiedliche Mengen von gereinigter Schweine-DAO zugesetzt und die Aktivität in der Probe vor und nach Zusatz von DAO gemessen. Zwischen 93 % und 116 % der Aktivität der zugesetzten DAO wurden wieder gefunden, dies zeigt, dass die Messung der Aktivität im Plasma oder Serum richtig ist.

Verteilung der DAO-Aktivität bei Personen mit und ohne Symptome: Vergleichsmessungen von Gesunden mit Patienten, welche Symptome der HIT zeigen haben ergeben, dass im Mittel die Aktivität der DAO bei symptomatischen Patienten auf etwa die Hälfte bis ein Drittel der Normalaktivität reduziert ist. In besonders starken Fällen kann die Aktivität sogar auf bis zu einem Zehntel reduziert sein.

In der Grafik ist deutlich zu sehen, dass Patienten mit Symptomen der Histamin-Intoleranz DAO-Aktivitäten von weniger als 10 U/ml aufweisen, während praktisch alle gesunden, symptomfreien Probanden eine DAO-Aktivität von weit über 10 U/ml zeigen.

Verteilung der DAO-Aktivität im Serum

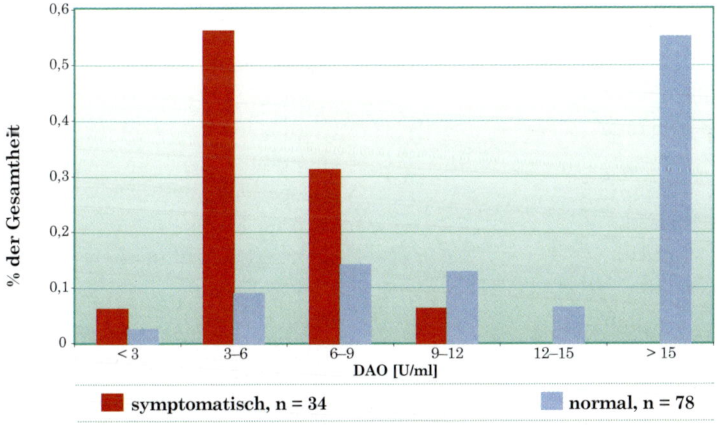

Niedrige Aktivitäten der DAO können verschiedene Ursachen haben. Bei der Anamnese ist darauf Bedacht zu nehmen, dass das Enzym sehr sensibel auf eine Vielzahl von Substanzen mit verminderter Aktivtät reagiert.

Störende Faktoren für die Enzymaktivität: Prof. Ralf Bauer an der Uni Bonn hat mit seinem Team eine Reihe von Substanzen charakterisiert, welche die Aktivität der DAO beinflussen. Viele dieser Substanzen sind in verschiedenen Arzneimitteln enthalten und können so als Nebenwirkung Histamin-Intoleranz hervorrufen.

Acemitacin
Acetaldehyd
Acriflavin
Agmantin
Alcuronium
Aldomet
Alprenolol
Amilorid
Aminoguanidin
Aminophyllin
Amiphenazol
Amitryptilin
Amodiaquin
Anserin
Aziridinylalkylamine
B1 Pyrimidin
ß-Aminopropionitril
Burimamid
Cadaverin
Carbochromen
Carnosin
Cefuroxim
Chinidin
Chloroquin
Chlorothiazid
Chlorpromazin
Cimetidin
Clavulansäure
Clonidin
Colistin
Cyanid
D-Cycloserin
Diamine (auch Histamin)
Diazepam
Dihydralazin
Dimaprit
Dopamin
D-Tubocurarin
Ethanol (10 %)
Fenpiverin
Framycetin
Furosemid
Guanabenz
Guanfacin
Guanidin
Haloperidol
Hyamin 1622
Hydroxychloroquin
Hydroxylamin
Imidazolderivate
Impromidin
Iproniazid

Isocarboxazid
Isoniazid
Lorcainid
Metiamid
Metoclopramid
Metronidazol
Minocyclin
Nazlinin (Alkaloid)
N-Methyl-N-Formylhydrazin
N-Methylhistamin
O-Methylhydroxylamin
Orciprenalin
Pancuronium
Pargylin
Paromomycin
Pentamidin
Phenamil
Phenelzin
Phenformin
Phenyprazin
Pirenzipin
Prajmalin
Pramiverin
Prilocain
Promethiazin
Propanthelin
Propranolol
Putrescin
Quinacrin
Rolitetracyclin
Semicarbazid
Tetroxoprim
Thiamin
Thioridazin
Tranylcypramin
Trimethoprim
Tryptamin
Tyramin
Verapamil

Interpretation der Messergebnisse: Da die Enzymaktivität von vielen Faktoren abhängt, muss darauf hingewiesen werden, dass die Interpretation des Ergebnisses immer im Zusammenhang mit einer gründlichen Anamnese zu erfolgen hat, obwohl die Messung der Aktivität sehr exakt ist.
So ist zum Beispiel der Zeitpunkt der Belastung durch histaminreiche Nahrung und das darauf folgende Auftreten von Beschwerden bei der Anamnese wichtig.
Die Aktivität des Enzyms kann vom Körper in gewissem Ausmaß an die Histaminbelastung in der Nahrung angepasst werden. Die Geschwindigkeit dieser Anpassungsfähigkeit kann auch ein Grund für Symptome der Histamin-Intoleranz sein, sodass eine wiederholte Messung der Aktivität des Enzyms bei unterschiedlichen Diäten durchaus hilfreiche Auskünfte über die Fähigkeit des jeweiligen Patienten, mit Histaminbelastung umzugehen, geben kann.
Wichtig zu wissen ist auch, dass in der Schwangerschaft die DAO-

Aktivität im Serum auf das bis zu 500-fache ansteigt. Diese hohe Aktivität schützt die Plazenta zuverlässig vor Histamin-Schüben, die aufgrund der hohen biologischen Aktivität von Histamin eine Kontraktion des Uterus und in weiterer Folge damit eine Fehl- oder Frühgeburt auslösen könnte.
Durch diese hohe DAO-Aktivität leiden Schwangere ab dem dritten Schwangerschaftsmonat praktisch niemals an Heuschnupfen oder Asthma.
Weiters ist bei Anaphylaxie häufig eine hohe DAO-Aktivität gepaart mit stark erhöhter Histamin-Konzentration zu beobachten. In diesen Fällen wird zwar DAO-Aktivität durch hohe Histaminkonzentrationen induziert, die Aktivität reicht jedoch nicht aus, um das Histamin rechtzeitig zu verarbeiten und der Patient erleidet dennoch einen anaphylaktischen Schock.

Die Interpretation der Messergebnisse in Bezug auf Histamin-Intoleranz (HIT) ist wie folgt:

DAO < 3 U/ml:	HIT anzunehmen
3 U/ml < DAO < 10 U/ml:	HIT wahrscheinlich
DAO > 10 U/ml:	HIT wenig wahrscheinlich

Liegt beim Patienten ein stark erhöhter Histaminspiegel vor, so ist trotz normaler oder leicht erhöhter DAO-Aktivität die Diagnose Histamin-Intoleranz zu stellen.

Ausblick: Der hier vorgestellte Testkit bietet dem Arzt ein zuverlässiges Werkzeug, um festzustellen, wie gut der Organismus eines Patienten eine externer Belastung mit Histamin kompensieren kann. Messungen bei einer Vielzahl von Patienten und wissenschaftliche Studien werden in naher Zukunft weitere interessante und diagnostisch hilfreiche Einblicke in den komplexen Histamin-Stoffwechsel bringen.

3.4 Histamin-Intoleranz

Unter Histamin-Intoleranz versteht man die Unverträglichkeit von mit der Nahrung aufgenommenem Histamin, deren Ursache ein Mangel des histaminabbauenden Enzyms Diaminooxidase (DAO) oder ein Missverhältnis zwischen Histamin und der DAO ist.

Nach unseren bisherigen klinischen Erkenntnissen scheint die Histamin-Intoleranz nicht angeboren, also nicht genetisch bedingt, sondern ein vermutlich erworbenes Krankheitsbild zu sein.
Entsprechend den Daten einer französischen Studie, bei der 33.000 Personen nach Nahrungsmittel-Unverträglichkeiten befragt wurden, kann die Prävalenz der Histamin-Intoleranz mit knapp 1 % der Gesamt-Bevölkerung angenommen werden.
Da 80 % der erkrankten Patienten weiblichen Geschlechts sind und sich insbesondere in der Altersgruppe um 40 Jahre finden, liegt ein Zusammenhang mit der Abnahme von weiblichen Geschlechtshormonen nahe.
Darüber hinaus gibt es Arzneimittel, die Hemmer der DAO sind und somit, wie unsere Erfahrungen zeigen, wochenlang das histaminabbauende Enzym blockieren können.

Um welche Krankheitsbilder geht es eigentlich:
Um anatomisch gesehen von oben nach unten zu beginnen, geht es um häufige Kopfschmerzen bis Migräne, verlegte bis rinnende Nase, Atemwegsbeschwerden bis zum Asthma bronchiale, Herzrhythmusstörungen im Sinne von Tachykardien bzw. Extrasystolen (schneller Pulsschlag bzw. unregelmäßiger Pulsschlag), Magen- und Darmbeschwerden, die zu weichem Stuhl bzw. Durchfällen führen können, chronisch niedrigen Blutdruck sowie Juckreiz und Quaddelbildung an der Haut. Darüber hinaus gibt es Hinweise, dass die Dysmenorrhoe, also Schmerzen am Beginn der Regel, Histamin-bedingt sein können.
Aus dem Gesagten ergibt sich, dass die Histamin-Intoleranz dann klinisch in den Vordergrund tritt, wenn der Organismus mit mehr Histamin belastet wird, als er gegenwärtig abbauen kann. Da es nur ein Histamin gibt, ist es für den Organismus somit unerheblich, aus welcher Quelle das Histamin kommt. Es kann einerseits aus dem Körper selbst kommen, also von Blut- oder Gewebszellen (basophilen Granulozyten bzw. Mastzellen), oder aber durch Nahrung aufgenommen werden. Darüber hinaus sind allergische Erkrankungen, wie Heuschnupfen und Asthma, Lieferanten von zuviel Histamin.
Da sich Histamin also addieren kann, ist es leicht verständlich, dass bei Überschreiten der individuellen Toleranzgrenze allergische oder allergieähnliche Symptome auftreten können.

Fallbericht:

So ist z. B. der Fall eines Patienten mit Heuschnupfen bekannt, der einen gewissen Weißwein während der Pollensaison nicht, aber nach Beendigung der Pollensaison sehr wohl verträgt. Daraus erklärt sich auch das Problem der Histamin-Intoleranz und deren manchmal schwierigen Nachvollziehbarkeit für Patienten. Es kann durchaus sein, dass ein Patient Käse alleine oder Wein alleine verträgt, die Kombination dieser Speisen jedoch nicht. Erschwerend wirkt, dass die Nahrungsmittel, die biologische und somit nicht standardisierte Produkte sind, unterschiedliche Mengen von Histamin enthalten.

Histamin ist ein Vertreter der sogenannten biogenen Amine. Andere sind z. B. Putrescin, Cadaverin, Spermin, Spermidin, die allesamt in Nahrungsmitteln in unterschiedlichem Ausmaß vorkommen können und von dem histaminabbauenden Enzym DAO abgebaut werden. So kann es z. B. vorkommen, dass der Genuss einer Speise, die relativ geringe Mengen Histamin, aber eine größere Menge anderer biogene Amine enthält, dazu führt, dass DAO verbraucht wird, die dann für den Abbau von Histamin nicht mehr zur Verfügung steht.

Abgesehen von den oben beschriebenen Risikogruppen gibt es noch Patienten, bei denen eine so genannte pollenassoziierte Nahrungsmittel-Allergie vorliegt. Also z. B. Patienten, die eine Birkenpollen-Allergie bei gleichzeitiger Unverträglichkeit von Äpfeln, Nüssen und Karotten haben. Diese Gruppe von Patienten hat statistisch gesehen ein erhöhtes Risiko, gleichzeitig Histamin-intolerant zu sein (1).

Darüber hinaus gibt es so genannte Histamin-Liberatoren, also Speisen, die von sich aus unspezifisch Histamin freisetzen können, wie z. B. Erdbeeren, aber auch Zitrusfrüchte, die somit zu einer vermehrten Histaminfreisetzung führen, und es gibt Patienten, die aus Gründen, die bisher noch weitgehend unklar sind, bei verschiedenen Anlässen aus den Blut- und Gewebszellen, die Histamin enthalten, spontan große Mengen Histamin freisetzen können und somit eine allergieähnliche Symptomatik zeigen. Zu dieser Gruppe von Personen gehören Menschen, die anamnestisch über eine Kontrastmittel-Unverträglichkeit berichten, aber auch Fischvergiftungen (Scromboid-Vergiftung) können diese Symptomatik als Ursache haben (2,3).

Das heißt, dass es Personen gibt, die teils verdorbene bzw. verdorbene Fische essen (deren Histamingehalt hoch ist) und aufgrund eines bislang noch unbekannten Stimulus (Auslöser) zusätzlich zur zugeführten Histamin-Menge aus dem Körper Histamin freisetzen, wodurch es zu einer gewaltigen Histaminkonzentration im Körper kommt, die zu lebensbedrohlichen Folgeerscheinungen, ja bis zu Todesfällen bei Patienten führen können.
Für den Patienten ist es nun relativ egal, ob die Ursache seiner allergischen Erkrankungen nun eine echte Allergie, eine unspezifische Histamin-Freisetzung oder eine Histamin-Abbaustörung ist.
Wichtig für den Patienten ist aber, dass rasch eine klare Diagnose gestellt wird, damit ein entsprechender Therapieansatz gefunden werden kann.
Da diese Diagnose oft kompliziert ist und mehrere Mechanismen zusammenspielen können, ergibt sich die Notwendigkeit einer genauen Kenntnis allergischer und Histamin-bedingter Reaktionen, die nur von Spezialisten (allergologisch tätigen Fachärzten) erbracht werden können.

_ Literatur:

1. Jarisch R, Beringer K, Hemmer W. Role of food allergy and food intolerance in recurrent urticaria. In: Wüthrich B (Hrsg.): The Atopy Syndrome in the Third Millenium. Curr Probl Dermatol, Basel, Karger, 1999;28:64–73.
2. Morrow JD, Margones GR, Rowland J, Roberts LJ. Evidence that histamine ist the causative toxin of scombroid-fish poisoning. N Engl J Med 1991;324:716–720.
3. Russell FE, Maretic Z. Scombroid poisoning: mini review with case histories. Toxicon 1986;24:967–973.

_ 3.5 Diagnose der Histamin-Intoleranz

Es hat sich bewährt, bei Verdacht auf Histamin-Intoleranz dem Patienten folgende Fragen zu stellen.

1. *Häufiges Kopfweh oder Migräne?*
2. *Unverträglichkeit von Rotwein und anderen alkoholischen Getränken?*
3. *Unverträglichkeit von Hartkäse, haltbar gemachten Würsten, Tomaten bzw. Ketchup sowie Schokolade?*
4. *Magen- und Darmstörungen, inbesondere mit weichem Stuhl und Durchfällen über längere Zeit?*
5. *Niedriger Blutdruck (Hypotonie)?*

6. Herzprobleme im Sinne von erhöhtem Pulsschlag (Tachycardie) bzw. Herzrhythmusstörungen (unregelmäßiger Pulsschlag)?
7. Bei Frauen: Schmerzen am ersten Tag der Regel (Dysmenorrhoe)?

Sollte ein Patient auf zwei oder mehr dieser Fragen mit ja antworten können, so ist der klinische Verdacht einer Histamin-Abbaustörung gerechtfertigt. In diesem Fall sollte der Versuch einer Diagnose, das heißt eines Nachweises der Histamin-Intoleranz durchgeführt werden.
Die Histamin-Intoleranz bedeutet ein Ungleichgewicht zwischen Histamin und dem histaminabbauenden Enzym (Diaminoxidase). Das heißt, dass eine Histamin-Intoleranz vorliegt, wenn die Diaminoxidase vermindert ist (bei normalem Histamin-Spiegel) oder bei normaler Diaminoxidase ein erhöhter Histamin-Spiegel vorliegt. Im Extremfall kann es eine Kombination geben, das heißt, der Histamin-Spiegel ist zu hoch und die Diaminoxidase ist zu niedrig. Die schlimmste Konstellation ist jene, bei der bei dem Patienten eine echte Allergie und eine Histamin-Intoleranz vorliegen. Das heißt, im Rahmen der Allergie wird zuviel Histamin produziert, und im Rahmen der Histamin-Intoleranz kann dieses Histamin nicht abgebaut werden. Es ist dies eine ähnliche Situation, wie wenn man zuviel Müll produziert, und die Müllabfuhr kommt nicht. Die Katastrophe im Haushalt tritt prompt ein.
Die genaue Analyse einer Histamin-Intoleranz wird durch eine Blutabnahme, die vor Ort durchgeführt werden muss, erfolgen, das heißt, es werden der Histamin-Spiegel und der Diaminoxidase-Spiegel im Blut gemessen.

Darüber hinaus messen wir auch den Spiegel des Vitamin B6. Diesem wird eine Coenzym-Funktion für die Diaminoxidase zugesprochen. Die klassische Konstellation einer Histamin-Intoleranz besteht daher aus einem erhöhten Histamin-Spiegel sowie einem erniedrigten DAO- bzw. Vitamin B6-Spiegel.
Die klassische Konstellation findet man jedoch relativ selten. Oft sind nur einer oder zwei der beiden Parameter ins Pathologische (Krankhafte) verschoben, oder aber es liegen grenzwertig pathologische Werte vor. In diesem Fall wäre es sinnvoll, dass der Patient genau diese Nahrungsmittel zuführt, von denen er weiß, dass er sie nicht verträgt

und im Anschluss daran die entsprechenden Blutuntersuchungen vorgenommen werden. Darüber hinaus kann bei Personen, bei denen der Verdacht auf erhöhte Histaminfreisetzung besteht, ein so genannter Histamin-Releasetest durchgeführt werden, bei dem die Spontanfreisetzung von Histamin gemessen werden kann. Bei Personen mit der Anamnese einer Kontrastmittel-Unverträglichkeit, Unverträglichkeit von Erdbeeren und Zitrusfrüchten bzw. schweren anaphylaktischen Reaktionen, z. B. nach einem Insektenstich bei negativem oder grenzwertig negativem Hauttest und RAST (Bluttest zum Nachweis spezifischer IgE-Antikörper), kann im Histamin-Releasetest eine oft doppelt so hohe oder auch darüber hinausgehende Histaminfreisetzung im Vergleich zu gesunden Patienten festgestellt werden.

Die Diagnose beruht somit auf einer typischen Anamnese, auf pathologischen Werten bei der Untersuchung des Histamins im Plasma, der DAO und des Vitamin B6-Spiegels sowie gegebenenfalls pathologischen Werten im Histamin-Releasetest. Die Diagnose kann erschwert sein, falls der Patient in letzter Zeit biogene Amine in der Nahrung gemieden hat und sich somit in einem Zustand befindet ähnlich dem des latenten Diabetikers, der bei Zuckerkarenz im nüchternen Blut normale Blutzuckerwerte aufweist.

Zur Diagnose der Histamin-Intoleranz ist naturgemäß die Kenntnis von Nahrungsmittel die Histamin, aber auch andere biogene Amine enthalten, notwendig. Wir haben daher eine Liste dieser Nahrungsmittel bzw. alkoholischen Getränke zusammengestellt, die einerseits dazu dient, Unverträglichkeiten von Nahrungsmittel entsprechend ihrer Ätiologie (Ursache) zuordnen zu können, andererseits die erste therapeutische Maßnahme beim Vorliegen einer Histamin-Intoleranz darstellt. Die Patienten erhalten ein entsprechendes Merkblatt und werden aufgefordert, diese Speisen versuchsweise einige Wochen lang striktest zu meiden.

_ 3.6 Die Entstehung von Histamin (W. Hemmer u. F. Wantke)

Histamin, eine kleine stickstoffhaltige Substanz mit einem Molekulargewicht von 111, ist ein Vertreter der sogenannten „biogenen Amine“, einer Klasse von chemischen Verbindungen, die sowohl in tierischen als auch in pflanzlichen Geweben mannigfaltige biologische Wirkungen ausüben. Histamin wird auch im menschlichen Körper

aktiv gebildet und ist an der Regulation verschiedener Körperfunktionen, wie etwa Magensaftsekretion, Zellwachstum und Zelldifferenzierung, Schlaf-Wach-Rhythmus sowie Lernen und Gedächtnis beteiligt. Histamin spielt insbesondere beim Auftreten allergischer Reaktionen eine zentrale Rolle, indem es nach rascher Bindung an spezielle Rezeptoren (Histaminrezeptoren vom Typ 1 bzw. 2) eine Kontraktion der glatten Muskulatur (Darm, Lunge, Uterus), Erweiterung der Blutgefäße und ein Ausströmen von Blutplasma in das umliegende Gewebe (z. B. Haut, Schleimhaut) bedingt. Klinische Folgen sind Rötung, Juckreiz, Nesselausschlag (Urticaria), Schleimhautschwellung, Atembeschwerden und Blutdruckabfall.
Gelangt nun Histamin von außen, etwa über die Nahrung, in den Körper, so können unter bestimmten Bedingungen ebenfalls „allergieähnliche" Symptome ausgelöst werden. Fast alle Nahrungsmittel enthalten Histamin, wenngleich meistens in physiologisch unbedeutenden Mengen. Eine begrenzte Anzahl von Nahrungsmitteln weist allerdings mitunter gewaltige Histaminkonzentrationen auf, so dass, abhängig von der individuellen Toleranzschwelle, der Verzehr selbst verhältnismäßig geringer Mengen solcher Nahrungsmittel mit dem Auftreten von Intoleranzreaktionen verbunden sein kann. Die folgende Auflistung gibt einen groben Überblick über besonders histaminreiche Nahrungsmittel.

Fisch:	z. B. Thunfisch, Makrele, Sardellen
Käse:	z. B. Emmentaler, Camembert, Roquefort
Hartwurst:	z. B. Salami, Rohschinken
Gemüse:	z. B. Sauerkraut
Alkohol:	z. B. Rotwein, Weißwein, Bier

Ein bekanntes und anschauliches Beispiel für hohe Histaminproduktion in Pflanzen ist die Brennnessel. Die stark juckenden Hautreaktionen, die durch Berührung der Pflanze hervorgerufen werden, werden von kleinen, die Haut penetrierenden Pflanzenhaaren ausgelöst, die stark histaminhaltig sind. Die Anzahl pflanzlicher Nahrungsmittel, die einen hohen natürlichen Gehalt an Histamin aufweisen, ist allerdings beschränkt. Für mitteleuropäische Ernährungsverhältnisse sind hier sicherlich Tomaten und deren Verarbeitungsprodukte (Ketchup!) an erster Stelle zu nennen. Daneben kommt auch Spinat eine gewisse Bedeutung zu. Die Mehrzahl der stark histaminbelasteten Nahrungsmittel haben keinen primären, d. h. keinen „natürlichen“ Gehalt an Histamin. Frische tierische Nahrungsmittel wie Frischfleisch, frischer Fisch, Eier oder Milch, enthalten nur unbedeutende Mengen an Histamin.

Wie kommt es also dazu, dass manche Lebensmittel letztendlich so viel Histamin enthalten?
Der Grund dafür ist, dass Histamin in diesen Nahrungsmitteln erst im Zuge der Weiterverarbeitung, Haltbarmachung und Reifung durch *Mikroorganismen* sowie durch natürliche Alterungsprozesse (Autolyse) entsteht. Ausgangsprodukt für Histamin ist die Aminosäure Histidin, ein Bestandteil praktisch aller tierischen und pflanzlichen Proteine. Durch einen einzigen chemischen Umwandlungsschritt (Decarboxylierung) entsteht aus Histidin Histamin. Es wird so auch ersichtlich, dass Histamin kein Lebensmittelzusatz ist, dass aber alle Lebensmittel, bei deren Erzeugung bzw. Reifung Mikroorganismen direkt oder indirekt beteiligt sind, in der Regel reich an Histamin sind. Zu diesen Nahrungsmitteln zählen einerseits alle vergorenen Nahrungsmittel, z. B. Milchprodukte (Käse!), Sauerkraut, Wein und Bier, Essig, Sojasauce, und andererseits Fleischprodukte, die mittels Trocknung von gesalzenem/geräuchertem rohem Fleisch hergestellt werden, z. B. Rohwürste wie Salami und Rohschinken. Bei letzteren sind Mikroorganismen (insbesondere Lactobazillen) wesentlich an Aromabildung und Haltbarmachung der Verzehrprodukte beteiligt.
Mit zunehmender Reifezeit und Lagerungsdauer steigt also naturgemäß der Histamingehalt in Nahrungsmitteln an, und es lässt sich als Faustregel festhalten, dass sehr lange gelagerte Produkte, die sogenannten Dauerprodukte, besonders viel Histamin enthalten. Daraus wird aber auch verständlich, dass die Histaminwerte eines bestimmten Nahrungsmittels beträchtlichen Schwankungen unterworfen sein können. Der Histamingehalt von Emmentaler aus dem Supermarktregal schwankt zwischen <0,1 mg/kg und 2.500 mg/kg (Tab. 1). Hier finden sich also einerseits makellose Käse mit kaum nachweisbaren Histaminmengen neben Histaminbomben mit 2.500 mg/kg Histamin, die keinesfalls mehr zum Verzehr empfohlen werden können.
Eklatant hohe Histaminwerte sind ein sicherer Hinweis für den kom-

pletten Verderb des Lebensmittels. Begünstigend kann dabei von vornherein mangelhafte Hygiene bei der Lebensmittelverarbeitung sein oder die Verwendung ungünstiger Bakterien- oder Hefestämme.

Tabelle 1
Histamingehalte bei verschiedenen Proben von Emmentaler, Gouda, Cheddar und Tilsiter Käse. Beachten Sie die mitunter große Streubreite der Histaminwerte innerhalb einer Käsesorte (1–4)

	Histamingehalt in mg/kg
Emmentaler	
Probe 1	<0,1
Probe 2	25,0
Probe 3	66,0
Probe 4	110,0
Probe 5	215,0
Probe 6	235,0
Probe 7	307,0
Probe 8	438,6
Probe 9	555,0
Probe 10	2.500,0
Gouda	
Probe 1	29,5
Probe 2	41,0
Probe 3	54,0
Probe 4	180,0
Cheddar	
Probe 1	15,3
Probe 2	21,8
Probe 3	1.300,0
Tilsiter	
Probe 1	37,2
Probe 2	50,0
Probe 3	60,2

Nicht zu vernachlässigen ist auch der Frischegrad des Ausgangsproduktes sowie dessen Keimgehalt, z. B. der Keimgehalt der Milch bei der Käseherstellung. Rohmilchkäse etwa haben als Folge der natürlichen Mikroflora der Rohmilch meist höhere Histaminwerte als Käse, die aus pasteurisierter Milch hergestellt wurden. Vermutlich sind aber extrem hohe Histaminwerte Folge unsachgemäßer Aufbewahrung bzw. Nachreifung/Überreifung im Anschluss an die kontrollierte Produktreifung im Erzeugerbetrieb, sei es im Lebensmittelgeschäft oder im privaten Haushalt.

Besonders anfällig für raschen Verderb unter exzessiver Histaminbildung bei unsachgemäßer Lagerung sind Fische und Meeresfrüchte (Muscheln, Krebse, Tintenfische). Für manche Fische sind sehr hohe Histamingehalte berichtet worden (Thunfisch, Makrele, Sardellen, Mahi Mahi), und die typische „Fischvergiftung" ist wohl vielfach zumindest teilweise eine „Histaminvergiftung". Zum einen ist Fischfleisch sehr histidinreich, besitzt also jene Aminosäure, aus der Histamin gebildet wird, zum anderen ist gerade Fisch ein sehr leicht verderbliches Produkt. Ein besonderes Problem ergibt sich, wenn der Fisch in warmen Gewässern gefischt wird, wie das beim Thunfisch der Fall ist. Thunfisch ist bis über 100 kg schwer und lebt in warmen Gewässern. Wird der Fisch nicht sofort gekühlt oder weiterverarbeitet, können nach dem Fang Körpertemperaturen von 35 bis 40 °C auftreten. Diese Temperaturen stellen ideale Wachstumsbedingungen für die Bakterien aus dem Fischdarm dar (die bei jedem Fisch natürlicherweise im Darm leben). Da Thunfischfleisch besonders reich an Histidin ist, können sich in kurzer Zeit enorme Histaminmengen durch bakterielle Aktivität bilden. Die nachstehende Tabelle veranschaulicht den Verderb von Fisch bei Zimmertemperatur.

Anstieg des Histamingehaltes bei Verderb:

Lagerung von Seehecht bei 4 °C und bei 30 °C (nach 3):

Lagerungstemperatur	4 °C	30 °C
Versuchsbeginn	2,4 mg/kg	<0,1 mg/kg
1. Tag	2,7 mg/kg	0,6 mg/kg
2. Tag	3,6 mg/kg	1,3 mg/kg
3. Tag	4,0 mg/kg	23,5 mg/kg

(Zwei verschiedene Fischproben, daher unterschiedliche Ausgangswerte)

Kontinuität der Kühlkette bzw. rasche Verarbeitung des Fanggutes sind daher unabdingbare Voraussetzungen für niedrige Histaminwerte. Der beste Schutz gegen Histaminneubildung in Fischfleisch ist die sofortige Tiefkühlung, welche wirkungsvoller als die Konservierung ist.
Hier sollte auch gleich erwähnt werden, dass Histamin eine thermostabile Substanz ist, also weder durch Tiefkühlen noch durch Erhitzen (Backen, Braten, Kochen, Mikrowellen) zerstört werden kann. Grundsätzlich ist auch festzuhalten, dass der Histamingehalt „biologisch" hergestellter Nahrungsmittel prinzipiell nicht geringer ist als der industriell hergestellter. Die kontrollierten Hygienebedingungen sowie die Verwendung von Reinzuchthefen bzw. -bakterien in Großbetrieben vermindern vielmehr das Risiko unerwünschten mikrobiellen Wachstums und möglicherweise damit verbundener verstärkter Histaminproduktion.

Auch bei alkoholischen Getränken wie Wein entsteht Histamin erst im Rahmen der Vergärung. Weintrauben, frisch gepresster Traubensaft (Most) und Sturm enthalten praktisch kein Histamin. Histamin wird erst durch spezielle Milchsäurebakterien während des sogenannten organischen Säureabbaues, im Anschluss an den Gärungsprozess gebildet, bei dem die vorhandene Äpfelsäure zu Milchsäure und Kohlendioxid umgewandelt wird. Histaminbildende Arten unter den am Säureabbau beteiligten Milchsäurebakterien (Pediococcus, Lactobacillus) gedeihen am besten, wenn der Wein relativ wenig Säure enthält oder der Säuregehalt schon gering ist. Ist der Wein sehr sauer, entsteht praktisch kein Histamin, da der Säureabbau dann vornehmlich über *Leuconostoc oenos* erfolgt, ein Bakterium, welches kaum Histamin bildet. Der relativ geringe Säuregehalt von Weinen aus warmen (südlichen) Weinbaugebieten mag so grundsätzlich begünstigend für hohe Histaminbildung sein, während die hohen Säuregehalte von Weinen aus kalten Klimaten theoretisch die Produktion histaminarmer Weine erleichtern. Da insbesondere Rotweine einem organischen Säureabbau unterzogen werden, enthalten diese im Allgemeinen deutlich mehr Histamin als Weißweine.
Durch bestimmte kellereitechnische Maßnahmen kann auch bei Rotweinen der Histamingehalt niedrig gehalten werden. Erfolgt der Säureabbau "kontrolliert", d. h. durch aktive Zugabe von Leuconostoc

oenos-Kulturen, liegen die Konzentrationen von Histamin und der meiten anderen biogenen Amine im Endprodukt meist signifikant niedriger als bei Weinen mit "spontanem" Säureabbau (Abb.1). Allerdings sind nicht alle Weine mit spontanem Säureabbau stark belastet, und auch bei kontrolliertem Säureabbau können vereinzelt hohe Amingehalte auftreten.

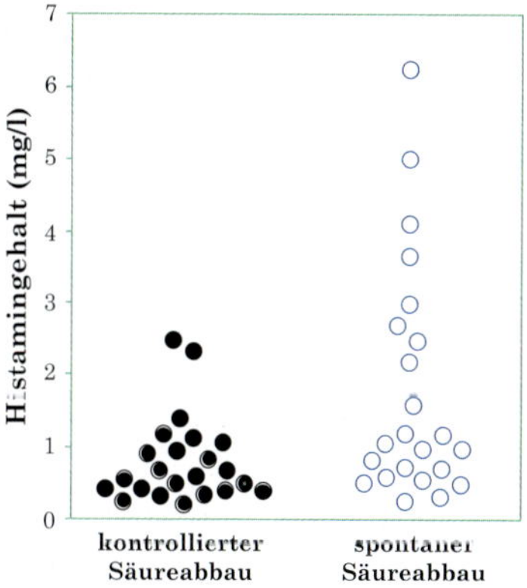

Abbildung 1: Histamingehalte in österreichischen Rotweinen mit kontrolliertem (n=23) bzw. spontanem (n=23) Säureabbau. Rotweine mit kontrolliertem Säureabbau weisen im Mittel signifikant geringere Histaminspiegel auf ($p<0{,}01$). Auch ihr Gehalt an anderen biogenen Aminen, wie Methylamin, Phenylethylamin, Putrescin und Isoamylamin, ist meist erheblich geringer (nach Gappmaier S., 2000).(5)

Begünstigend wirkt auch, dass das späte Abpressen des Mostes bei der Rotweinherstellung eine stärkere natürliche Kontamination mit auf Fruchtschale und Stengeln lebenden Milchsäurebakterien ermöglicht. Sehr saure Weißweine enthalten mitunter praktisch kein Histamin. Hohe Histaminmengen können aber auch schon während der Hauptgärung als Folge sonstiger unerwünschter bakterieller Kontamination des Mostes entstehen. Oft sind solche Weine aber wegen der dabei auftretenden Geschmacksfehler ohnehin wenig zum Genuss geeignet. Die skizzierten Umstände der Histaminentstehung in Wein machen auch die beobachteten Streubreiten der Messwerte verständlich:

Rotweine	60–13.000 µg Histamin/ l
Dessertweine	80–400 µg Histamin/ l
Weißweine	3–120 µg Histamin/ l
Sekt/Champagner	15–670 µg Histamin/ l

Zusammenfassung:

- Frische Nahrungsmittel sind, von wenigen Ausnahmen abgesehen, histaminarm.
- Histamin ist ein Charakteristikum von mit Hilfe von Mikroorganismen hergestellten Nahrungsmitteln. Der Histamingehalt solcher Nahrungsmittel steigt mit Reife- und Lagerungsdauer.

Literatur:

1. Häberle M. Biogene Amine - Klinische und lebensmittelchemische Aspekte. Zentralbl Haut- und Geschlechtskrankheiten 1987;153:157–168.
2. Lembke A. Histamin, eine wenig beachtete Noxe in Nahrungs- und Genußmitteln. Milchwissenschaft 1978;33:614–616.
3. Pechanek U, Blaicher G, Pfannhauser W, Woidich H. Beitrag zur Untersuchung biogener Amine in Käse und Fischen. Z Lebensm Unters Forsch 1980;171:420–424.
4. Pechanek U, Woidich H, Pfannhauser W. Untersuchung über den Gehalt biogener Amine in vier Gruppen von Lebensmitteln des österreichischen Marktes. Z Lebensm Unters Forsch 1983;176:335–340.
5. Gappmaier S. Einfluss des Säureabbaus auf den biogenen Amingehalt in österreichischen Weinen. Dipl.-Arbeit, Univ. Wien, 2000.

3.7 Histamingehalt in Nahrungsmittel (W. Hemmer u. F. Wantke)

Alkoholische Getränke:

Rotweine weisen unter den alkoholischen Getränken die höchsten Histaminwerte auf und werden auch am häufigsten als Auslöser von Symptomen genannt. Vereinzelt wurden Höchstwerte von 3 mg/l und darüber gemessen, die meisten österreichischen Rotweine liegen aber bedeutend niedriger zwischen etwa 0,1 und 0,5 mg/l. Die von uns untersuchten österreichischen Weißweine bewegten sich meist unter 0,1 mg/l, manche waren nahezu histaminfrei. Sekt enthält meist wenig Histamin, während französischer Champagner offensichtlich relativ große Mengen aufweisen kann. Rote Sekte enthalten, da sie ja aus Rotweinen hergestellt werden, vermutlich generell erheblich mehr Histamin als weiße Sekte, wenngleich darüber nur wenig konkrete Daten vorliegen. Süßweine (Auslesen, Portweine, Sherryweine, etc.) haben auf Grund der längeren Traubenreife und herstellungsbedingt tendenziell höhere Histamingehalte. (Tab. 2)

Unter den Bieren weisen obergärige Biere (Weizenbiere) höhere Histamingehalte als untergärige auf. Dies gilt speziell für hefetrübe Varianten, da diese noch das histaminreiche Hefegeläger enthalten. Auch alkoholfreie Biere enthalten Histamin. Ihr Histamingehalt ent-

spricht größenordnungsmäßig etwa dem von normalen untergärigen Bieren, da sie grundsätzlich ähnlich vergoren und erst sekundär „entalkoholisiert" werden.
Über den Histamingehalt in Spirituosen ist wenig bekannt. In unserer klinischen Erfahrung werden Spirituosen relativ selten als Auslöser von Intoleranzerscheinungen genannt. Dies könnte darin begründet sein, dass diese Getränke in nur geringen Mengen genossen werden, oder es liegt am grundsätzlich seltenen Konsum scharfer Getränke im vorwiegend weiblichen Krankengut. Auf Grund der Kleinheit des Histaminmoleküls – Histamin ist kaum 2 1/2-mal so schwer wie Ethylalkohol – ist jedenfalls anzunehmen, dass gewisse Mengen des im Destillationsgut mit Sicherheit enthaltenen Histamins in das Endprodukt übergehen.
Obwohl alkoholische Getränke im Vergleich zu Käse, Rohwürsten und belastetem Fisch recht geringe Histaminmengen aufweisen, werden sie am häufigsten als Auslöser von Beschwerden genannt. (Tab. 3)

Tabelle 2
Richtwerte für Histamingehalte in Wein, Sekt und Bier

	Histamin µg/l
Rotwein	
Bordeaux Superieur 1989, F	2197
Chianti 1989, I	1929
Zweigelt 1990, Umathum, A	1170
Blauer Portugieser 1990, Winzer Krems, A	596
St.Laurent 1990, Winzer Krems, A	568
Zweigelt Kabinett 1990, Winzer Krems, A	413
Blauer Zweigelt 1989, Winzer Krems, A	375
Zweigelt 1991, Bauer, A	281
Zweigelt Exklusiv 1990, Diem, A	251
Cabernet Merlot 1988, Schlumberger, A	110
Pinot Noir 1987, Stiegelmar, A	101
Cuveé 1987, Stiegelmar, A	92
St.Laurent 1988, Stiegelmar, A	60
Weißwein	
Riesling 1989, Hauer Krems, A	120
Pinot gris 1990, Umathum, A	92

Pinot gris 1990, Umathum, A	70
Pinot cuveé 1989, Umathum, A	67
Langenloiser 1986, Bründelmayer, A	66
Pinot blanc 1990, Umathum, A	65
Riesling 1988, Rosenhügel, A	42
Chardonnay 1988, Jurtschitsch, A	35
Weißburgunder Spätlese 1985, Gols, A	31
Riesling 1989, Prager, A	28
Welschriesling 1990, Winzer Krems, A	28
Riesling 1989, Winzer Krems, A	22
Gewürztraminer 1988, Stürgkh, A	17
Grüner Veltliner 1987, Epp-Krottendorfer, A	10
Welschriesling 1991, Umathum, A	10
Messwein 1991, Umathum, A	9
Grüner Veltliner 1989, Winzer Krems, A	9
Grüner Veltliner 1988, Bründelmayer, A	7
Langenloiser 1988, Bründelmayer, A	3
Roséwein	
Rosé 1988, Winzer Krems, A	61
Rosé 1990, Umathum, A	45
Schilcher 1989, Müller, A	15
Dessertwein	
Auslese Welschriesling/Pinot gris 1990, A	400
Beerenauslese 1989, Umathum, A	360
Weißburgunder, Umathum, A	80
Champagner, Sekt	
Pommery, F	670
MM Sekt	78
Henkel Brut	62
Hochriegl Alte Reserve, A	28
Schlumberger Sparkling, A	15
Bier	
Weizenbier hefetrüb, A	305
Weizenbier hefetrüb dunkel, A	117
Ottakringer Goldfassl, A	52
Schladminger, A	41
Puntigamer, A	35

	Histamin µg/l
Gösser Märzen, A	34
Zipfer Märzen, A	33
Kapsreiter Landbier, A	33
Budweiser, USA	28
Budweiser, CSFR	26
Egger leicht, A	25
Schwechater, A	24
Tsingtao, China	21
Alkoholfreies Bier	
Schloßgold	38
Birell	26
Clausthaler	24
Null Komma Josef	15

Tabelle 3

Stellenwert verschiedener Nahrungsmittel als Auslöser von Histaminintoleranz-Symptomen im eigenen Krankengut.

Nahrungsmittel	betroffen
1. Alkoholische Getränke, insgesamt davon Rotwein 49 % / Weißwein 47 % / Sekt 41 % Bier 31 % / Spirituosen 23 %	über 50 %
2. Käse, insgesamt davon Hartkäse (z. B. Emmentaler) 23 % Schimmelkäse 10 % / Butterkäse 5 %	25 %
3. Schokolade	23 %
4. Salami u.a. Rohwürste	15 %
5. Nüsse	10–15 %
6. Tomaten, Ketchup	10 %
7. Erdbeeren, Zitrusfrüchte, Ananas, Kiwi (=Histaminliberatoren)	5–10 %
8. Sauerkraut	6 %
9. Spinat	6 %
10. Fisch	5 %
11. Essig	2 %

Die Gründe dafür sind vielfältig:
Erstens erfolgt die Histaminaufnahme aus Flüssigkeiten sehr viel rascher und „geballter" als aus fester Nahrung, wodurch es zu einer kurzen, aber intensiven örtlichen Belastung der Histaminabbaumechanismen in der Darmschleimhaut kommt. So konnte in Provokationsstudien gezeigt werden, dass 5 von 10 gesunden Versuchspersonen ohne klinische Unverträglichkeit histaminhältiger Nahrungsmittel auf eine Histaminmenge von 75 mg – das entspricht etwa 200 g eines stark belasteten Hartkäses – mit Symptomen reagierten, wenn das Histamin nüchtern und in flüssiger Form verabreicht wurde. Interessanterweise traten dabei die meisten Reaktionen, allen voran wässrige Durchfälle, erst mehrere Stunden nach Verabreichung der Testlösung auf, möglicherweise nachdem nicht-resorbiertes bzw. nicht-metabolisiertes Histamin den Dickdarm erreicht hatte (Abb. 2). In anderen Untersuchungen wurde beobachtet, dass es bei Gesunden 15 Minuten nach Konsumation von 125 ml Rotwein, dem 2,5 mg Histamin zugesetzt wurden, zu einem 3-4fachen Anstieg des Histamin abbauenden Enzyms Diaminoxidase im peripheren Blut kommt, obwohl keinerlei subjektive oder objektive Symptome auftraten (Wantke et al. 1999)(14). Auch diese kurzfristige messbare Aktivierung der Histaminabbaumechanismen bei vergleichsweise geringen Histaminmengen unterstreicht die potenzielle Bedeutung der Applikation in flüssiger Form.

Zusätzlich erhöht aber Alkohol per se die Durchlässigkeit der Darmwand, so dass Histamin – sei es aus dem alkoholischen Getränk selbst oder aus der gleichzeitig aufgenommenen Nahrung – verstärkt unmetabolisiert in den Blutkreislauf gelangen könnte. Dies steht in Einklang mit der Beobachtung, dass insbesondere die gleichzeitige Konsumation von Alkohol und histaminreichen Nahrungsmitteln (z. B. Käse + Rotwein) häufig zu Beschwerden führt. Drittens gibt es Untersuchungen, die nahe legen, dass Alkohol selbst (bzw. sein Abbauprodukt Acetaldehyd) eine Hemmung des histaminabbauenden Enzyms Diaminoxidase in der Darmschleimhaut bewirken. Dies hätte ebenfalls einen vermehrten Einstrom von Histamin in den Körper zur Folge. Viertens steht Alkohol (bzw. sein Metabolit Acetaldehyd) in Verdacht, als unspezifischer „Histaminliberator" direkt präformiertes Histamin aus bestimmten Blutzellen (basophile Granulozyten) und/oder (Schleim)-

hautzellen (Mastzellen) freisetzen zu können, wobei individuelle Unterschiede in der Empfindlichkeit gegenüber diesem Stimulus entscheidend für die Verträglichkeit/Unverträglichkeit von Alkohol sind. Letztendlich muss aber auch erwähnt werden, dass Alkohol selbst gefäßerweiternd wirkt und so auch unmittelbar Symptome wie Gesichtsrötung, Hitzegefühl oder Kopfschmerz verursachen kann. Gerade bei sehr rasch einsetzender Symptomatik nach Konsumation von Wein, Sekt oder Bier könnte dies wichtiger sein als die Resorption von Histamin.

Abbildung 2: Symptome bei 10 gesunden weiblichen Kontrollpersonen nach doppelblinder placebo-kontrollierter oraler Provokation mit 75 mg Histamin. Vier der 10 Probandinnen reagierten 3-12 Stunden nach Verabreichung von Histamin mit spontaner Diarrhoe und anderen Symptomen, nur eine einzige Versuchsperson entwickelte Niesreiz und Fließschnupfen innerhalb von 60 Minuten (nach Wöhrl et al. 2004).(13)

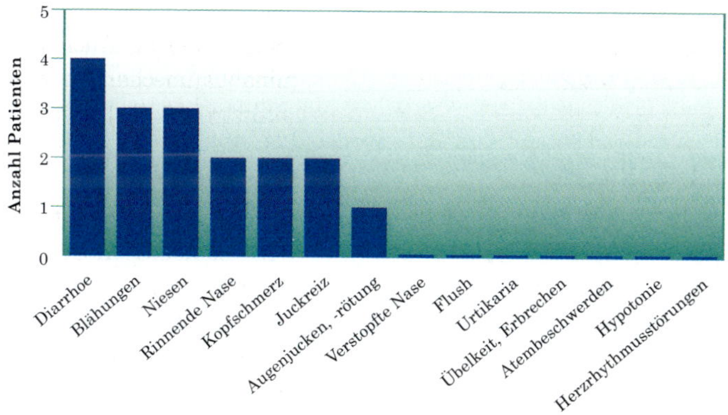

Käse

Während Frischmilch und Frischmilchprodukte wie Buttermilch, Joghurt, Rahm oder Frischkäsezubereitungen nur wenig Histamin enthalten, sind Käse mit mehrwöchiger Reifezeit fast immer in gewissem Ausmaß histaminbelastet. Käse ist deshalb neben alkoholischen Getränken der häufigste Auslöser von Beschwerden.

Herstellungs- und lagerungsbedingt kann der Histamingehalt selbst innerhalb ein und derselben Käsesorte stark schwanken, so dass man „unbedenkliche" von „bedenklichen" Käsesorten schwer trennen kann (Tab. 4,5). Grundsätzlich lassen sich aber Richtlinien erstellen, wie die Histaminaufnahme bei Nicht-Verzicht auf Käse in Grenzen gehalten werden kann:

- Vermeiden Sie grundsätzlich alle Käsesorten, die eine lange Reifezeit erfordern. Das sind in erster Linie Hartkäse wie Emmentaler, Bergkäse, Alpenkäse, Parmesan, und teilweise auch Cheddar.
- Vermeiden Sie lang gereifte Varianten ansonsten kurz reifender Schnittkäse, z. B. „alten" Gouda.
- Vermeiden Sie bei Schimmelkäse alle voll- und überreifen Stücke, z. B. halbflüssigen Camembert.
- Käse aus Rohmilch (d. h. aus nicht-pasteurisierter Milch) neigen auf Grund der Rohmilchflora zu höheren Histamingehalten. Käse aus Rohmilch müssen als solche klar deklariert sein. Hierher gehören viele Hartkäsesorten und auch fast alle Ab-Hof-Käse.
- Nur gering belastet sind beispielsweise Butterkäse, Käse nach Holländer Art und Geheimratskäse. Diese Käse zeigen außerdem auch niedrige Gehalte an anderen biogenen Aminen.
- Für Schmelzkäse liegen keine Werte vor; da Schmelzkäse aber vorwiegend aus Emmentaler erzeugt werden, ist mit relativ hohen Histaminwerten zu rechnen.
- Topfen, Cottage Cheese und andere Frischkäseerzeugnisse sind weitgehend frei von Histamin.

Tabelle 4
Richtwerte für Histamingehalte in Milchprodukten.

	Histamin mg/kg	(Maximalwerte)
Milch, Joghurt		
pasteurisierte Milch	0,3–0,7	
Haltbarmilch	0,8	
Kondensmilch	1,2	
Joghurt	2,1	
Hartkäse		
Emmentaler	<10–500	(2500)
Bergkäse	<10–1200	

	Histamin mg/kg	(Maximalwerte)
Parmesan	<10–580	
Cheddar	<10–60	(1300)
Blau- und Grünschimmelkäse		
Österr. Blau- u. Grünschimmelkäse	<10–80	
Stilton	150*	
Roquefort	2000*	
Schnittkäse		
Gouda	<10–200	(900)
Edamer	<10–150	(500)
Raclette	<10–150	
Stangenkäse	<10–150	
Fontina	<10–100	
Bierkäse	<10–80	
Tilsiter	<10–60	
Käse nach Holländer Art	<10–60	
Mondseer	<10–30	
Monte Nero	19,2*	
Trappistenkäse	<10	
Geheimratskäse	<10	
Butterkäse	<10	
Weichkäse		
Camembert, Brie	<10–300	(600)
Schloßkäse	<10–100	
Romadur, Limburger	<10–70	
Harzer Käse	390*	
Sauermilchkäse		
Quargel	<10–50	(390)
Schafkäse	17,4*	

* Einzelmessungen

Tabelle 5 (Seite 34)

Häufigkeit und Ausmaß der Histaminbelastung in verschiedenen Käsetypen. Wie oft ist mit starker Histaminbelastung zu rechnen? 220 Stichproben österreichischer Käse wurden untersucht (zusammengestellt nach Daten aus Pechanek et al. 1983):

Histamin mg/kg	Histaminbelastung mäßig (<20)	stark (20–100)	sehr stark (100–500)	extrem stark (>500)
Hartkäse	10 %	25 %	35 %	30 %
Schnittkäse	70 %	20 %	7 %	3 %
Butterkäse	100 %			
Weißschimmelkäse	40 %	20 %	20 %	20 %
Blau-, Grünschimmelkäse	70 %	30 %		
Weichkäse m. Rotschmiere	50 %	40 %	10 %	
Quargel	75 %	25 %		

Pechanek et al., Z Lebensm Unters Forsch 1983;176:335–340.

Schokolade

Schokolade enthält kein Histamin, aber die anderen biogenen Amine Tyramin und Phenylethylamin. Diese Amine stammen aus dem Kakao. Zu berücksichtigen bei der Minimierung der Histaminaufnahme durch die Nahrung sind deshalb auch Kakaogetränke und natürlich Schokolade in diversen Süßspeisen (Torten, Kekse, Eis, etc.). Tyramin und Phenylethylamin, die z. T. auch in Käse, in Rohwürsten und verdorbenem Fleisch zu finden sind, werden speziell als Ursache von Migräne diskutiert.

Fleisch und Fleischprodukte

Frischfleisch enthält kein oder kaum Histamin. Rohwürste und Rohschinken werden durch Trocknung von rohem Fleisch, meist unter Zuhilfenahme von Salz (Pökelung) und Räucherung, hergestellt.
Mikroorganismen, allen voran Lactobazillen, spielen bei der spezifischen Aromabildung und Haltbarmachung dieser Produkte eine wesentliche Rolle. Rohwürste und Rohschinken dürfen erst nach einer gesetzlich festgelegten Mindestreifezeit in Verkehr gebracht werden. Im Zuge der Reifung kommt es auch in unterschiedlichem Ausmaß zur Anreicherung von biogenen Aminen. (Tab. 6)
Zu dieser Gruppe von Nahrungsmitteln zählen Rohwürste, z. B. Salami, Kantwurst (Plockwurst), Cervelatwurst, Knappseer, Landjäger und Mettwürste, sowie Rohschinken, z. B. Westfäler Schinken, Bündner Fleisch, Parmaschinken, Tiroler Speck, Hamburger Speck und Osso collo. Auch in Frischfleisch und Fleischprodukten, die zum alsbaldigen

Verbrauch bestimmt sind, kann es bei unsachgemäßer oder zu langer Lagerung zum Verderb unter Histaminbildung kommen.

Tabelle 6
Richtwerte für Histamingehalte in Fleisch und Wurstwaren.

	Histamin mg/kg
Frischfleisch	
Rindfleisch, frisch	<2,5
Hühnerfleisch, frisch	<1
Faschiertes, frisch	<1
3-4 Tage alt	<1–8
Bratwurst roh, frisch	<1
5 Tage alt	1–6

	Histamin mg/kg
Rohwürste/Rohschinken	
Salami	<10–280
Cervelatwurst	<10–100
Knappseer	<10–100
Kantwurst	<10–50
Mettwurst 1. Woche	<1
2. Woche	<1–10
3.–4. Woche	<1–80
Osso collo	20–300
Westfäler Schinken	40–270
Graubündner Fleisch	6,6

Fisch- und Fischprodukte

Wie frisches Fleisch enthält auch frischer Fisch kaum biogene Amine, sein Fleisch neigt aber zu besonders raschem mikrobiellem Verderb unter reicher Histaminbildung. Bei sachgemäßer Verarbeitung ist Tiefkühlware und Konservenfisch kaum belastet, Messungen haben aber ergeben, dass zumindest vereinzelt mit erheblichen Histaminbelastungen zu rechnen ist. Dies kann Zeichen einer verzögerten Verarbeitung oder, bei Tiefkühlfisch, Unterbrechung der Kühlkette sein. Auf Grund des chemischen Aufbaues ihrer Muskulatur neigen Fische aus der Verwandtschaft der Makrelen (Makrele, Thunfisch, Bonito) zu besonders starker und schneller Histaminbildung. (Tab. 7)

Mit Histaminbelastung ist auch in manchen mittels Salzung (z. B. Matjesheringe) und/oder Räucherung (z. B. Bücklinge, Schillerlocken) konservierten Fischprodukten zu rechnen. Marinierter Fisch ist schon indirekt über den Histamingehalt vieler Marinaden (Essig!) mit Histamin belastet (z. B. Bismarckhering/Russen, Rollmops). Für „Meeresfrüchte" (Muscheln, Krebse/Krabben/Shrimps, Tintenfische) gilt sinngemäß das über Fisch Gesagte.
Für die Praxis hilfreich mag sein, dass bereits bei geringen, geschmacklich wahrnehmbaren Veränderungen bei Fisch und Meeresfrüchten mit einem erhöhten Gehalt an Histamin und anderen biogenen Aminen (insbesondere Putrescin und Cadaverin) zu rechnen ist.

Tabelle 7
Richtwerte für Histamingehalte in Fisch und Fischprodukten.

	Histamin mg/kg	(Maximalwerte)
Fisch		
Fisch, fangfrisch	0	
verdorben		bis 13000
Tiefkühlware	0–5	1500
Tiefkühlfisch, paniert	0–7	?
Fischprodukte		
Vollkonserven (Sardinen, Sardellen, Thunfisch)	0–35	1500
Makrelen geräuchert	0–300	?
Matjes, Bismarckheringe	0–10	?

Gemüse, Obst, Nüsse

Natürlich hohe Histamingehalte findet man in nur wenigen pflanzlichen Nahrungsmitteln. Histamin kann aber Bestandteil vergorener pflanzlicher Lebensmittel sein (z. B. Sauerkraut) oder wenn Nahrungsmittel zur Konservierung in Essigmarinaden eingelegt werden (z. B. Essiggurken, Mixed Pickles). (Tab.8)

Tabelle 8

	Histamin µg/l	(Maximalwerte)
Essig*		
Apfelessig	20	
Tafelessig	500	
Rotweinessig	4000	

* Werte in µg/l

	Histamin mg/kg	(Maximalwerte)
Gemüse		
Tomaten (Ketchup)	22	
Spinat	30-60	
Melanzani (Auberginen)	26	
Avocado	23	
Sauerkraut	10–200	

Andere biogene Amine in Nahrungsmitteln, Histaminliberatoren

Viele Nahrungsmittel enthalten noch andere, dem Histamin ähnliche Stoffe (sog. biogene Amine), die ebenfalls unerwünschte Reaktionen auslösen können. Zu diesen Stoffen zählen z. B. Tyramin, Putrescin, Phenylethylamin, Cadaverin, Spermin und Spermidin. Oft kommen diese Substanzen gemeinsam mit Histamin vor, da sie ebenso wie dieses Folge mikrobieller Aktivität sind. (Tab. 9) Manche Nahrungsmittel (z. B. Schokolade, Zitrusfrüchte) enthalten aber nur solch andere Amine und kein Histamin, können aber trotzdem manchmal Symptome auslösen. Der Grund dafür liegt darin, dass manche dieser Amine (Tyramin, Serotonin) ähnlich wie Histamin direkt auf die Blutgefäße wirken können, während andere (Putrescin) möglicherweise über die Behinderung des Histaminabbaues ihre Wirkung entfalten.

Von Cadaverin, Spermin und Spermidin ist bekannt, dass sie im Labor (Zellkultur) aus bestimmten histaminhaltigen Zellen Histamin freisetzen können, also als so genannte Histaminliberatoren fungieren. Ihre Bedeutung für die Praxis ist aber noch unklar. Auch von etlichen anderen Nahrungsmittel wird angenommen, dass sie im Körper zur Ausschüttung von Histamin führen. Die bekanntesten unter ihnen sind Erdbeeren und Zitrusfrüchte. Die Praxis zeigt, dass Patienten mit Wein- oder Käseunverträglichkeit auffallend oft eine Unverträglichkeit auch gegenüber derartigen Histaminliberatoren zeigen. Möglicherweise ist dies Folge der additiven Wirkung von exogenem Histamin aus der Nahrung und endogen freigesetztem Histamin. Bei der versuchsweisen Erprobung einer (hist)aminfreien Diät erscheint es daher sinnvoll, auch potenzielle Histaminliberatoren vorübergehend aus dem Speisezettel zu streichen. (Tab. 10)

Tabelle 9
Obst, Gemüse und Nüsse mit hohem Gehalt an biogenen Aminen (Angaben jeweils in mg/kg).

Orangen Grapefrucht	(Putrescin 100–120)
Bananen	(Putrescin 33, Serotonin 77, Dopamin bis 650, Noradrenalin 100)
Ananas	(Serotonin 20–35)
Papaya	(Serotonin 10–20)
Himbeeren	(Tyramin 10–90)
Birnen	(Spermin 30, Spermidin 50)
Tomaten	(Putrescin 65)
Hülsenfrüchte	(Spermin 35–55, Spermidin 50–70)
Weizenkeime	(Putrescin 10–140, Cadaverin 20–230, Spermin 20–140, Spermidin 80–210)
Cashewnüsse	(Spermin 55, Spermidin 38)
Walnüsse	(Serotonin)

Tabelle 10
Nahrungsmittel, die in Verdacht stehen, im Körper unspezifisch Histamin freisetzen zu können (Histaminliberatoren):

Erdbeeren
Zitrusfrüchte
Tomaten
Meeresfrüchte
Ananas?
Kiwi?
Milch?

_ Literatur:

1. Ehlers I, Henz BM, Zuberbier T. Diagnostik pseudoallergischer Reaktionen der Haut durch Nahrungsmittel. In: Wüthrich B (Hrsg.). Nahrungsmittel und Allergie. München, Deisenhofen, Dustri, 1996:116–131.
2. Götz M, Wantke F, Focke M, Wolf-Abdolvahab S, Jarisch R. Histamin-Intoleranz und Diaminoxidasemangel. Allergologie 1996;9:394–398.
3. Götz M. Pseudoallergien sind Histamin-Intoleranzen. Wien Med Wochenschr 1996;146: 426-430.
4. Jarisch R, Hemmer W. Biogene Amine als Ursache von Unverträglichkeitsreaktionen. In: G.Plewig, H.Wolff (eds.): Fortschritte der praktischen Dermatologie und Venerologie 1998. Berlin, Springer, 1999, 211–219.
5. Jarisch R, Wantke F. Wines and Headache. A Mini-Review. Int Arch Allergy Immunol 1996; 110:7–12.
6. Kreft D, Bauer R, Goerlich R. Nahrungsmittelallergene. Charakteristika und Wirkungsweisen. Berlin, New York, de Gruyter, 1995.
7. Moneret Vautrin DA, Kanny G, Thevenin F. A population study of food allergy in France: a survey concerning 33,110 individuals. J Allergy Clin Immunol 1998;101:87(abstr).
8. Ortolani C, Bruijnzeel-Koomen C, Bengtsson U, Bindslev-Jensen C, Björkstén B, Host A, Ispano M, Jarisch R, Madsen C, Nekam K, Paganelli R, Poulsen LK, Wüthrich B. Controversial aspects of adverse reactions to food. Position Paper of the EAACI Adverse Reactions to Food Subcommittee. Allergy 1999;54:27–45.
9. Souci SW, Fachmann W, Kraut H. Die Zusammensetzung der Lebensmittel. Nährwert-Tabellen. Stuttgart, Medpharm Scientific Publishers, 5.Auflage, 1994, 1091 Seiten.
10. Wantke F, Götz M, Jarisch R. Die histaminfreie Diät. Hautarzt 1993;44:512–516.
11. Wantke F, Götz M, Jarisch R. Dietary treatment of Crohn's disease. Lancet 1994;343:11 (letter).
12. Wantke F, Götz M, Jarisch R.: Histamine free diet: treatment of choice for histamine induced food intolerance and supporting treatment for chronical headaches. Clin Exp Allergy 1993; 23:982–985.
13. Wöhrl S, Hemmer W, Focke M, Rappersberger K, Jarisch R. Histamine intolerance-like symptoms in healthy volunteers by oral provocation with liquid histamine. Allergy Asthma Proc 2004: in press.
14. Wantke F, Hemmer W, Focke M, Haglmüller T, Götz M, Jarisch R. The red wine maximization test: drinking histamine rich wine induces a transient increase of plasma diamine oxidase activity in healthy volunteers. Inflammation Res 1999;48:169-170.

_ 3.8 Wie alles entstanden ist: Wein-Unverträglichkeit

Vieles in Wien beginnt beim Heurigen, so auch die Histamin-Intoleranz. Vor vielen Jahren konnte ich die Beobachtung machen, dass es Heurigenbesucher gibt, die bereits nach einer geringen Menge von Wein sagen, dass ihnen „die Nase zugeht“. Zu diesem Zeitpunkt hatte ich für dieses klinische Phänomen keine Erklärung. Darüber hinaus fällt auf, dass an einem Heurigentisch immer einer nur Mineralwasser trinkt, obwohl er nicht der Fahrer ist. Aus meiner heutigen Sicht ist dies jene Person, die schlichtweg Wein nicht verträgt, also offensichtlich Histamin-intolerant ist. Die dritte Beobachtung war jene, dass es

Personen gibt, die gerne einen Schilcherwein trinken. Schilcherwein ist ein überaus interessanter Wein, der von Nicht-Weinkennern als sauer von Weinkennern als herb beschrieben wird. Heute weiß ich, dass der Schilcherwein kaum Histamin enthält, und dass dies offenbar der Grund ist, warum er von manchen Weinliebhabern bevorzugt wird bzw. weil es die fast einzige Alternative ist, wenn man trotz Histamin-Intoleranz Wein trinken möchte.

Fassen wir nochmals zusammen:

Es gibt Personen, die beim Weintrinken über eine verlegte Nase klagen, es gibt Personen, die grundsätzlich keinen Wein trinken, weil er ihnen angeblich nicht schmeckt, und es gibt Personen, die nur einen „sauren Wein" trinken, offenbar weil sie Histamin-intolerant sind. Diese Beobachtung wurde sicher von vielen anderen auch gemacht, allerdings fehlte meines Wissens bislang die entsprechende Schlussfolgerung.

Wenn man sich mit Histamin-Intoleranz beschäftigen möchte, dann braucht man ein griffiges Untersuchungsobjekt, quasi einen Opinion-leader, den wir im Wein zu finden geglaubt haben. Beim ersten Schritt haben wir daher verschiedene Weine auf ihren Histamingehalt untersucht und festgestellt, dass insbesondere Rotweine, aber auch Spätlesen, Dessertweine sowie französischer Champagner viel Histamin enthalten. Interessanterweise gab es auch Unterschiede bei den Bieren, und selbst manche alkoholfreien Biere sind nicht histaminfrei. Die einzige Ausnahme die hier ihrem Namen Ehre macht, also keinen Alkohol und fast kein Histamin enthält, heißt auch so, nämlich „Null komma Josef" von Ottakringer.

Da sich der Mensch nicht nur von Wein ernährt, war der nächste logische Schritt, Nahrungsmittel ausfindig zu machen, die gleichfalls einen hohen Histamingehalt aufweisen. Daraus stellten wir eine Liste der 20 häufigsten Genussmittel mit hohem Histamingehalt zusammen und nannten diese Liste „Top 20 Liste".

Diese Liste fand großes Interesse in der Kollegenschaft, aber natürlich insbesondere bei Patienten, so dass deren Verbreitung in ganz Österreich in kurzer Zeit erfolgte. Daraus lässt sich schließen, dass ein echter Bedarf für eine histaminfreie Diät-Liste bestanden hat, was insofern interessant ist, als es jede Menge von Diät-Listen gibt, die bei Aller-

gikern empfohlen wird, deren Verbreitungsgrad aber nicht annähernd der ist, der dieser „Top 20 Liste" zuteil wurde.
Aufgrund der klinischen Erfolge mit dieser histaminfreien Diät-Liste haben wir die ersten Daten im „Hautarzt", dem besten deutschsprachigen wissenschaftlichen Journal für dermatologische Erkrankungen und dann auf englisch im zweitbesten Allergie-Journal der Welt im „Clinical and Experimental Allergy", publiziert. Überraschenderweise wurde diese Arbeit nicht nur angenommen, sondern erhielt auch ein Editorial, dessen Inhalt im Wesentlichen besagt, dass die Herausgeber des Journals in der histaminfreien Diät eine Hypothese zur Histamin-Intoleranz sehen, die als erster Schritt zu werten ist und verglichen unsere Arbeit mit der Anwendung von Acetylsalicylsäure in Weidenrinden zur Fieber- und Schmerzbekämpfung, lange bevor es die chemische Kenntnis des Aspirin gegeben hat, verglichen unsere Arbeitshypothese mit der Gabe von Morphin zur Schmerzbekämpfung, lange bevor man die Morphinrezeptoren im Gehirn entdeckt hat, und verglichen unsere Arbeit mit der Diagnostik und Therapie allergischer Soforttypreaktionen, lange bevor man die Allergologie mit dem Nachweis der IgE-Antikörper wissenschaftlich salonfähig gemacht hat. Neben der Freude über diese Ehre war dies gleichsam eine Herausforderung den nächsten logischen Schritt zu tun, nämlich entsprechende Blutuntersuchungen zu etablieren, die bei der Diagnostik der Histamin-Intoleranz behilflich sein können. Somit bestand die Notwendigkeit, etablierte Essays zur Bestimmung des Histamin-Spiegels im Plasma, sowie des DAO- und Vitamin B6-Spiegels im Serum einzuführen. Die von uns hypothetisch erhoffte simple Diagnostik fand allerdings in der medizinischen Realität insofern nur teilweise ihren Niederschlag, als nicht alle Patienten dem gedachten Muster folgten, nämlich einen erhöhten Histamin-Spiegel sowie erniedrigten DAO- und Vitamin B6 Spiegel zeigten. Wir lernten damit zu leben, dass auch einzelne Parameter pathologisch verändert sein können, und wir lernten ebenfalls damit zu leben, ohne es bislang zu verstehen, dass einzelne Patienten eben nur diese oder jene Symptomatik aufwiesen, bei gleicher klinischer Konstellation und gleicher Belastung durch biogene Amine. Es ist im Klartext nach wie vor unklar, warum einzelne Patienten nur mit Kopfschmerzen, andere mit Herzrhythmusstörungen oder Asthma sowie Durchfällen und Hypotonie reagieren.

Offensichtlich hat jeder Mensch ein prädestiniertes Schwachorgan, das sich bei allfälligen Störungen als Signalorgan präsentiert.

In der Zwischenzeit haben wir auch unsere Liste mit histaminfreier Ernährung modifiziert. Wesentlich dafür war immer die Mithilfe der uns um Rat suchenden Patienten, die bemerkt haben, dass diese Liste zwar sehr gut sei, dass aber etwas fehlte. So landeten wir schließlich bei der nunmehr dritten verbesserten Version, die nicht nur Nahrungsmitteln mit hohem Histamin-Gehalt enthält, sondern auch auf die Tatsache Rücksicht nimmt, dass andere biogene Amine zum Auslösen der Histamin-Intoleranz von Bedeutung sind und dass darüber hinaus auch Nahrungsmittel, die als Histamin-Liberatoren fungieren können, zu meiden sind. Unsere letzten klinischen Erfahrungen deuten an, dass diese Liste nunmehr „perfekt" ist, sofern überhaupt etwas perfekt sein kann. (Tab. 11)

Die nächste Frage nach der Etablierung und Beschreibung des Krankheitsbildes Histamin-Intoleranz war naturgemäß jene: Warum wurde dieses Krankheitsbild nicht früher entdeckt, warum wurde nicht früher darauf aufmerksam gemacht, warum haben wir dieses Krankheitsbild offensichtlich bisher übersehen?

Tabelle 11

Histaminfreie Ernährung

Histamin ist eine körpereigene Substanz, die insbesondere beim Auftreten allergischer Reaktionen eine zentrale Rolle spielt. Histamin kommt aber auch in manchen pflanzlichen Nahrungsmitteln sowie in Lebensmitteln, bei deren Erzeugung Mikroorganismen beteiligt sind, vor. Bei überempfindlichen Personen kann die Aufnahme großer Histaminmengen mit der Nahrung allergie-ähnliche Symptome wie Kopfschmerz, Hitzegefühl, Gesichtsrötung, Magen-Darmbeschwerden (einschl. Durchfälle), Müdigkeit, Hypotonie, Herzrythmusstörungen und Asthmaanfälle auslösen. Deshalb sollten histaminempfindliche Personen den Verzehr der angeführten Nahrungsmittel vermeiden.

Die häufigsten Auslöser von Beschwerden sind:

1. Alkoholische Getränke (insbesondere Rotwein)
2. Käse (insbesondere Hartkäse wie Emmentaler)
3. Schokolade
4. Salami u. a. Rohwürste
5. Nüsse
6. Tomaten
7. Erdbeeren, Zitrusfrüchte u. a. Histaminliberatoren
8. Sauerkraut
9. Spinat
10. Fisch

Wegen der starken Schwankungen der Histamingehalte in Lebensmitteln sind die angeführten Werte lediglich Richtwerte, die stellvertretend für bestimmte Nahrungsmittelgruppen stehen. Histamin ist hitzestabil und kann weder durch Kochen, Braten, Backen oder Mikrowellen und auch nicht durch Tiefkühlen zerstört werden.
Es ist durchaus möglich, dass einzelne der angeführten Nahrungsmittel in kleinen Mengen vertragen werden, wenn die individuelle Toleranzschwelle nicht überschritten wird. Der gleichzeitige Konsum von alkoholischen Getränken begünstigt das Auftreten von Symptomen.

Auswahl der wichtigsten histaminhältigen Nahrungsmittel

Käse	von–bis (max) mg/kg
Emmentaler	<10–500 (2500)
Bergkäse	<10–1200
Parmesan	<10–580
Gouda, Edamer, Stangenk.	<10–200 (900)
Tilsiter, Geheimratskäse, Butterkäse	<10–60
Österr. Blau- u. Grünschimmelkäse	<10–80
Camembert, Brie	<10–300 (600)
Schloßkäse, Romadur	<10–100
Quargel	<10–50 (390?)
Alkoholische Getränke	**µg/kg**
Rotwein Maximalwerte	bis 3800
Österr. Rotweine *	60–600 (1100)
Österr. Weißweine	10–120
Sekt	15–80
Champagner	670
Bier	20–50
Weizenbier	120–300
alkoholfreies Bier	15–40

Rohwürste/Rohschinken	von–bis (max) mg/kg
Salami	<10–280
Cervelatwurst, Kantwurst	<10–100
Osso collo, Westfäler Schinken	<10–300
Frischfleisch	<1
Fisch/Fischprodukte	**mg/kg**
Fisch fangfrisch	0
Frischfisch verdorben	bis 13000
Tiefkühlware	0–5 (>50)
Vollkonserven (z. B. Thunfisch)	0–15 (300)
Gemüse	**mg/kg**
Tomaten (Ketchup)	22
Spinat	30–60
Avocado	23
Melanzane (Auberginen)	26
Sauerkraut	10–200
Essig	**µg/kg**
Rotweinessig	4000

* Eigenmessungen

Zahlreiche Nahrungsmittel enthalten andere, dem Histamin ähnliche Stoffe (sog. biogene Amine, z. B. Tyramin, Phenylethylamin, Putrescin, Spermin, Spermidin, Cadaverin, Serotonin), die entweder direkt oder über die Behinderung des Histaminabbaus Beschwerden auslösen können. Andere Nahrungsmittel können direkt im Körper unspezifisch Histamin freisetzen (Histaminliberatoren).

Zu diesen Nahrunsmitteln gehören:
Schokolade und Kakao, Zitrusfrüchte (Orangen, Grapefrucht), Nüsse (insbesondere Walnüsse), Erbeeren, Bananen, Ananas, Kiwi, Papaya, Himbeeren, Birnen, Hülsenfrüchte, Weizenkeime

Alles was die so genannte Schulmedizin scheinbar übersieht, wird blitzartig die Beute der alternativ medizinischen therapeutischen Versuche, und so nimmt es nicht Wunder, dass die in diesem Buch aufgelisteten Symptome, die eine Histamin-Intoleranz als Ursache haben können, das tägliche Brot der alternativ tätigen Ärzten sind (2).

Wenn man allerdings bedenkt, dass sich das medizinische Wissen alle fünf Jahre verdoppelt, dann war es nur eine Frage der Zeit, bis die Wissenschaft die entsprechenden Schlüsse aus den bisher vorliegenden Ergebnissen und Daten zog, um hier auf der Basis der Wissenschaft Patienten helfend wirksam sein zu können.
Die Frage bleibt offen: Warum wurde dieses Krankheitsbild übersehen? Das Problem der Histamin-Intoleranz liegt zum Teil darin, dass die Beschwerden allergieähnliche Symptome sind, die entsprechenden Allergietests, speziell in Richtung Nahrungsmittel-Unverträglichkeit, jedoch negativ waren. Zurück blieben drei Frustrierte. Der frustrierte Patient, der weiß, dass er Beschwerden hat, aber einen negativen Allergietest ausgehändigt bekommt, der frustrierte zuweisende Arzt, der weiß, dass hier eine Störung vorliegt, zu deren Behebung er jetzt nicht im Stande ist, und der frustrierte allergietestende Arzt, der weiß, dass er der Ursache der allergieähnlichen Symptome nicht auf die Spur gekommen ist.
Nun muss man wissen, dass für eine typische, sogenannte Typ I-Allergie das Zusammentreffen eines Allergens mit IgE-Antikörpern, die gegen dieses Allergen sensibilisiert sind notwendig ist, um den Körper zu einer Histaminausschüttung zu veranlassen. Mathematisch ausgedrückt könnte das in der Formel basieren:

Allergen + IgE-Antikörper = Histamin

Diese Formel erinnert sehr stark an unsere Mittelschulzeit, wo
$A^2 + B^2 = C^2$

war, und wo wir besonders durch Auswendiglernen, aber nicht durch Denken brillieren durften.
Möglicherweise hat sich das Auswendiglernen auch auf die Universität übertragen, wo primär auch die schauspielerischen Fähigkeiten des Auswendiglernens gefordert sind und weniger die Qualität des Denkens. Wenn man nun bei der besagten Formel statt des Wortes Allergen „ein Nahrungsmittel, das Histamin enthält“ einsetzt und wenn man bedenkt, dass ein Antikörper immunologisch wichtig und interessant, aber nicht krankheitsmachend ist, so bleibt eine einfache Gleichung, nämlich die, dass ein Nahrungsmittel, das Histamin enthält, eine Histaminwirkung ausübt. Da aber nicht alle Menschen auf histamin-

haltige Nahrungsmittel reagieren, muss es zwei verschiedene Gruppen von Menschen geben, nämlich solche, die Histamin durch ein entsprechendes Enzym abbauen können, und solche, denen das nur unzureichend gelingt. Das heißt, die klassische Allergieformel ist somit insofern abzuwandeln, als es bei Aufnahme einer histaminhaltigen Speise oder eines histaminhaltigen alkoholischen Getränkes bei Mangel des histaminabbauenden Enzyms zu einer Histaminwirkung kommt. Mit dieser Erkenntnis wurde schlagartig klar, warum es zwei verschiedene Wege zur Histaminwirkung gibt, nämlich den allergologisch/immunologischen Weg und den anderen, basierend auf einem Enzymdefekt.
Für den betroffenen Patienten ist es jedoch ziemlich gleichgültig auf welchem Weg es zu einem Übermaß an Histamin kommt, in beiden Fällen wird er unter der Histaminwirkung zu leiden haben.
Der erste Schritt aus dem bisher Gesagten war logischerweise, Patienten mit klinischer Symptomatik, die einer Histaminwirkung zugeordnet werden könnte, mit einer histaminfreien Diät zu versehen und zu sehen inwieweit eine klinische Besserung allein durch Meiden dieser Nahrungsmittel zu erzielen ist.
Wir untersuchten Patienten mit Nahrungsmittel- bzw. Wein-Intoleranz, Asthma bronchiale, Kopfschmerzen bzw. Migräne, Urticaria, Rhinopathie und atopischer Dermatitis (insgesamt 100 Patienten) und stellten eine statistisch signifikante Besserung der klinische Symptomatik durch Einhalten der histaminfreien Diät nur in der Gruppe der Nahrungsmittel- bzw. Wein-Intoleranz sowie der Kopfschmerz- und Migränegruppe fest.
Dieses Ergebnis war nicht überraschend. Andererseits ist das Nichterreichen einer statistischen Signifikanz bei den anderen Krankheitsbildern nicht entmutigend, da in allen Fällen einzelne Patienten davon profitieren konnten, teilweise sogar in über 50 %. Wenn man nun bedenkt, dass Histamin bei vielen Erkrankungen einer der wichtigsten entzündlichen Mediatoren darstellt, dann überrascht es nicht, dass das Einschränken einer Histamin-Belastung von außen zu einer klinischen Besserung führen kann.

Kommen wir nun zurück zu unserem Opinionleader, dem Wein. Hier prädestiniert sich speziell der Rotwein durch seinen hohen Histamingehalt für eine entsprechende Untersuchung.

Wir haben in einigen Studien untersucht, inwieweit normale, aber auch Histamin-intolerante Personen auf Wein reagieren (3,4):
Im so genannten Rotwein-Provokationstest wurde den Probanden/ Patienten Rotwein mit einer bestimmten Menge Histamin zugeführt und die Histamin-Spiegel nach 15 und 30 Minuten gemessen. Eine Normalperson zeigt einen niedrigen Ausgangswert von Histamin, einen leichten Anstieg nach 15 Minuten und ein Zurückkehren auf den Ausgangswert nach 30 Minuten. Patienten, die Histamin-intolerant sind, zeigen einen gegenüber Normalen bereits erhöhten Ausgangswert und ein kontinuierliches Ansteigen des Histamin-Spiegels im Blut bei Histamin-Belastung durch Weintrinken. In einem konkreten Fall führte ein Glas Rotwein innerhalb von wenigen Minuten zu hörbarer Atemnot bei einer Asthmapatientin.
Das Problem des Weins besteht allerdings darin, dass der Wein natürlich nicht nur Histamin, sondern auch andere biogene Amine, aber auch Schwefeldioxid enthält und somit offen war, wodurch die Unverträglichkeit des Weines eigentlich ausgelöst wird. Wir haben in einer Studie Wein-Provokationstests durchgeführt und die klinische Symptomatik notiert und Tage später bei einer gleichen Provokation eine Prämedikation mit einem Antihistaminikum (H1-Rezeptorenblocker) durchgeführt. Die Antihistaminika-Prämedikation konnte alle Symptome, bis auf die Benommenheit, unterdrücken, die durchaus dem Alkohol per se selbst zuzuordnen ist.
Aus dem Gesagten bietet sich bereits an, dass Patienten, die Histamin-intolerant sind und histaminhaltige Weine nicht vertragen, durch eine Prämedikation mit einem H1-Rezeptorenblocker diesen Wein genießen können, ohne in den folgenden Stunden mit klinischer Symptomatik rechnen zu müssen.
In einer weiteren Studie untersuchten wir die Fahrtauglichkeit von gesunden Personen, die Weiß- oder Rotwein getrunken haben. Wir verwendeten einen histaminarmen Weißwein und einen histaminhaltigen Rotwein und führten diese Untersuchung in Zusammenarbeit mit dem ÖAMTC an einem Fahrsimulator durch (6).
Das erwartete Ergebnis war, dass jene Personen, die histaminhaltigen Rotwein trinken, deutlich mehr beeinträchtigt sind und somit mehr Fahrfehler machen sollten, als Personen die Weißwein trinken. In der Tat war es so, dass alle Probanden nach Genuss des Weißweines gesagt

haben, dass dieser wie Mineralwasser zu trinken sei und sie sich völlig in Ordnung fühlen, während jene Gruppe von Probanden, die den Rotwein getrunken hat, angaben, dass sie sich benommen fühlen, dass sie fahrbeeinträchtigt oder gar fahruntauglich seien und in diesem Zustand nie ein Kraftfahrzeug lenken würden.

Das interessante Ergebnis war jedoch, dass die Rotweintrinker nach dem Weingenuss nur unwesentlich schlechter reagiert haben als vor dem Weintrinken, dass hingegen die Weißweintrinker, die sich klinisch so gut gefühlt haben, deutlich vermehrt Fahrfehler gemacht haben.

Dieses Ergebnis steht völlig im Gegensatz zu dem Erwarteten. Die von uns gezogene Interpretation wäre die, dass eine Person, die bemerkt, dass sie fahruntauglich oder fahreingeschränkt ist, soweit kompensieren kann, dass es hier zu keinen oder zu nur wenigen Fahrfehlern kommt, dass aber Personen, die die Alkoholwirkung nicht bemerken, sich hier täuschen lassen und somit wesentlich unfallträchtiger sind.

Obwohl diese Ergebnisse numerisch sehr deutlich waren, verfehlten sie eine statistische Signifikanz, weshalb die Studie bisher auch nicht publiziert werden konnte, da jedes wissenschaftliche Journal meist nur Studien publiziert, die letztlich auch einen statistischen Unterschied bringen. Ich denke aber, dass die Ergebnisse für den Alltagsgebrauch dennoch sehr eindrucksvoll sind. Diese Ergebnisse könnten auch bedeuten, dass das Trinken eines sogenannten Gespritzten durchaus nicht ungefährlich sein kann. Es geht hier offenbar jegliche persönliche Kontrolle über eine allfällige Fahrtüchtigkeit verloren, da in dem Wein-Mineralwasser-Gemisch der Wein kaum herausgeschmeckt wird und eine größere Fahruntüchtigkeit resultieren könnte, als es dem Autofahrer bewusst ist.

Um dieser Studie zu dem von uns erwarteten Erfolg zu verhelfen, wäre eine nochmalige Durchführung unter Zuhilfenahme nicht von Normalpersonen sondern von Histamin-Intoleranten angezeigt. Allerdings wage ich zu bezweifeln, ob Personen, die bereits wissen, dass sie Alkohol nicht vertragen, auch wirklich bereit wären, diese Belastung, wenn auch nur für einen medizinischen Versuch, auf sich zu nehmen.

Unsere Weinstudien zeigten eine breite Resonanz: Wir wurden von einem amerikanischen Journal eingeladen unseren Rotwein-Provokationstest in diesem zu publizieren und wurden aufgefordert ein Minireview über Wein und Kopfschmerzen zu schreiben (1,3).

Dass das Krankheitsbild der Histamin-Intoleranz relativ häufig ist, zeigt die Tatsache, dass ich bei den vielen Vorträgen im In- und Ausland immer wieder mit Ärzten (speziell Ärztinnen) konfrontiert war, die gemeint haben: „Das habe ich auch".

Aus dem bisher Gesagten ergibt sich, dass die didaktische Einteilung der Soforttyp-Allergie in drei Gruppen zu erfolgen hat, nämlich in der klassischen Soforttyp-Allergie, die durch spezifische IgE-Antikörper bedingt ist und in die Gruppe der Histamin-Intoleranz. Die dritte Gruppe ist eine Kombination aus eins und zwei.

In der Zwischenzeit bemerkten wir, dass eine Histamin-Intoleranz durch eine vermehrte Histamin-Belastung, also Trinken von z. B. einer Bouteille Rotwein ausgelöst werden kann, nur ein oder zwei Tage andauert. Ganz im Gegensatz zu einer Histamin-Intoleranz, die durch Einnahme von Medikamenten entsteht, die Hemmer der DAO sind, so dass die Histamin-Intoleranz wieder in zwei Untergruppen einzuteilen ist, nämlich in eine nahrungsmittelbedingte, die bei entsprechender Diät relativ rasch vergeht, andererseits die Gruppe der durch Medikamente ausgelösten Histamin-intoleranten, bei denen die Blockade der DAO länger anhalten kann.

Im Wein-Maximationstest untersuchten wir, inwieweit gesunde Probanden bei großer Menge zugeführten Histamins mit ihrem Histamin- und DAO-Parameter reagieren. Hier fanden wir, dass trotz steigender und großer Histaminzufuhr der Histamin-Spiegel gleichbleibt, also offenbar stets von der DAO entsprechend abgebaut wird, dass aber bei einer maximalen Histamin-Belastung es zu einem gipfelartigen Anstieg der DAO kommt, wobei sich der Körper offensichtlich alle Reste der DAO, die in verschiedenen Geweben und nicht nur im Dünndarm produziert wird, herauspresst (5).

Dieses Phänomen ähnelt sehr dem Phänomen des anaphylaktischen Schocks, wo es nicht, wie man erwarten würde, zu einem hohen Histamin- und niedrigen DAO-Spiegel kommt, sondern wo es zu einem hohen Histamin-Spiegel und gleichzeitigem Ansteigen der DAO kommt, das als unzureichender Versuch des Körpers, die Schocksymptomatik in den Griff zu bekommen, angesehen werden muss. (siehe auch Seite 109)

_ Literatur:

1. Jarisch R, Wantke F. Wines and Headache. A Mini-Review. Int Arch Allergy Immunol 1996; 110:7–12.

2. Wantke F, Stanek KW, Götz M, Jarisch R. Bioresonanz-Allergietest versus Pricktest und RAST. Allergologie 1993;16:144–145.
3. Wantke F, Götz M, Jarisch R. The red wine provocation test: intolerance to histamine as a model for food intolerance. Allergy Proceedings 1994;15:27–32.
4. Wantke F, Hemmer W, Haglmüller T, Götz M, Jarisch R: Histamine in wine: bronchoconstriction after a double blind placebo controlled provocation test. A case report. Int Arch Allergy Immunol 1996;110:397–400.
5. Wantke F, Hemmer W, Focke M, Haglmüller T, Götz M, Jarisch R. The red wine maximization test: drinking histamine rich wine induces a transient increase of plasma diamine oxidase activity in healthy volunteers. Inflammation Res 1999;48:169–170.
6. Wantke F, Hemmer W, Götz M, Jarisch R. Red wine versus white wine in a driving test: their influence on driving performance. A preliminary investigation. submitted

3.9 Nahrungsmittel-Allergien/Intoleranzen

Patienten mit Histamin-Intoleranz suchen meist den Arzt auf, weil sie glauben, gewisse Speisen nicht zu vertragen, und daher annehmen, dass sie auf gewisse Nahrungsmittel allergisch sind. Da eine Krankheit, deren Ursache man nicht kennt, ja von irgendwo her kommen muss, ist es leicht verständlich, dass der nicht medizinisch gebildete Patient in erster Linie annimmt, dass gewisse Nahrungsmittel seine Symptome auslösen. So leicht es allerdings ist, die Verdachtsdiagnose einer Nahrungsmittel-Unverträglichkeit zu stellen, so schwierig kann es sein, das eigentliche auslösende Agens im Einzelfall zu finden.
Wenn wir über „Nahrungsmittel-Allergie" sprechen, so haben wir es mit verschiedenen Gruppen zu tun: Erstens, die sogenannte *primäre Nahrungsmittel-Allergie*. Hauptvertreter sind hier Ei, Milch, Getreide, Soja, aber auch Erdnüsse, Nüsse, Fisch und Schalentiere (Tab. 12). Die in der Tabelle über dem Strich aufgelisteten Nahrungsmittel sind solche, die primär im Kindesalter auftreten und passager sind, das heißt, im Laufe von Monaten und Jahren wieder vergehen können. Die unter dem Strich aufgelisteten Nahrungsmittel-Allergien bleiben meist lebenslang bestehen, eine Tatsache, die für die Beratung des Patienten von besonderer Bedeutung ist. (Tab. 12)

Die zweite Gruppe der sogenannten „Nahrungsmittel-Allergien" ist die sogenannte *Pollen-assoziierte Nahrungsmittel-Allergie*, wobei es bei pollenallergischen Patienten durch eine Ähnlichkeit des Allergens in den Pollen und in den Nahrungsmitteln zu Nahrungsmittel-Unverträglichkeiten kommt. So ist es bekannt, dass Birkenpollen-allergische Patienten fallweise Äpfel, Nüsse und Karotten, aber auch Kern- und

Steinobst nicht vertragen, dass Patienten, die auf Gräserpollen allergisch sind, Probleme mit Tomaten haben können und dass Patienten, die auf Beifußpollen allergisch sind, Sellerie und eine Reihe von Gewürzen, ebenso wie Ragweedpollen-allergische Patienten Melonen nicht vertragen können. (Tab.13)
Die dritte Gruppe der sogenannten „Nahrungsmittel-Allergien" ist die sogenannte *Histamin-Intoleranz*, wo es zu Unverträglichkeiten von Nahrungsmitteln bzw. alkoholischen Getränken kommt, die Histamin oder andere biogene Amine enthalten. (Tab. 14)
Eine weitere Gruppe von Nahrungsmittel-Allergie ist die Latex-assoziierte Nahrungsmittel-Allergie, wobei Gummi-allergische Patienten Bananen, aber auch Avocado, Maroni, Kiwi, Pfirsich und Mandeln fallweise nicht vertragen.
Weiters gibt es die Allergie auf Ficus benjamina, wo es durch inhalative Sensibilisierung mit dem Allergen im Blatt des Ficus benjamina zu einer Nahrungsmittel-Unverträglichkeit der Feige kommen kann, die aus der gleichen Pflanzenfamilie stammt. (Tab. 15)
Nicht zuletzt ist hier auch die Gruppe der „Histamin-Releaser" zu erwähnen, also Erdbeeren, Zitrusfrüchte und Schalentiere, wo es bei Genuss dieser Nahrungsmittel zu einem erhöhten Spontan-Histaminrelease kommt. Aus dem Gesagten ergibt sich, dass die Einteilung der Nahrungsmittel-Allergien nicht mehr so einfach ist, wie noch vor Jahrzehnten, und dass vor allen Dingen der mit Allergologie beschäftigte Mediziner auch ein gewisses Stück biologisches Wissen mitbringen muss bzw. gefordert ist, dieses zu erwerben. (Tab. 16)

Tabelle 12

Primäre NM-Allergien
Ei
Milch
Getreide
Soja
Erdnüsse
Baumnüsse
Fisch
Krebstiere

Tabelle 13

Primäre NM-Allergien	Pollen-assoziierte NM-Allergien
Ei	Äpfel
Milch	Pfirsiche
Getreide	Kiwi
Soja	Nüsse
Erdnüsse	Karotten
Baumnüsse	Sellerie (Zeller)
Fisch	Bananen
Krebstiere	Melonen
	Gewürze

Tabelle 14

Primäre NM-Allergien	Pollen-assoziierte NM-Allergien	Histamin-Intoleranz
Ei	Äpfel	Käse
Milch	Pfirsiche	Rohwürste
Getreide	Kiwi	Rotwein
Soja	Nüsse	Fisch
Erdnüsse	Karotten	Sauerkraut
Baumnüsse	Sellerie (Zeller)	Spinat
Fisch	Bananen	Tomaten
Krebstiere	Melonen	Schokolade
	Gewürze	Bier, Weißwein, Sekt
		Essig

Tabelle 15 (Seite 52)

„Sekundäre" Nahrungsmittelallergien, die als Folge immunologischer Kreuzreaktionen im Zuge einer Allergie gegenüber Inhalationsallergenen (z. B. Pollen) auftreten können. Klinische Unverträglichkeiten treten meist nur gegenüber einigen der genannten Nahrungsmittel auf oder können gänzlich fehlen, abhängig von individuellem Sensibilisierungsmuster, Stärke der Allergie und Jahreszeit.

Tabelle 15

	Allergen	assoziierte NM-Unverträglichkeiten	Häufigkeit der Allergie	Häufigkeit der NM-Unverträglichkeit bei Allergikern
POLLEN	Hasel-Erle-Birke (März-Mai)	Kernobst (Äpfel, Birnen), Steinobst (Pfirsiche, Kirschen, Marillen, Zwetschken), Kiwi, Haselnüsse, Walnüsse, Mandeln, Erdnüsse, Karotten, Sellerie (Zeller), Kartoffel (roh), Soja, u. a.	sehr häufig	sehr häufig
	Gräser-Roggen (Juni-Juli)	Tomaten Erdnüsse?, Melanzani?, Melonen?	sehr häufig	sehr selten
	Beifuß-Ragweed (Aug.-Sept.)	Sellerie (Zeller), Karotten, Bananen, Melonen, Mango, Pistazien, Cashewnüsse, Kümmel, Anis, Fenchel, Pfeffer, Majoran, Basilikum, u. a.	häufig	häufig
	Hausstaubmilbe	Shrimps, Hummer, Krabben, Muscheln, Schnecken	sehr häufig	selten
	Latex	Bananen, Avocados, Edelkastanien, Kiwi, Pfirsiche, Mandeln, Kartoffel (roh), Buchweizen, Feigen, u. a.	selten	häufig
	Ficus benjamina	Feigen, Kiwi, Papaya, Banane, Ananas	selten	häufig

Tabelle 16

Primäre NM-Allergien	Pollen-assoz. NM-Allergien	Histamin-Intoleranz	Histamin-liberatoren	andere
Ei	Äpfel	Käse	Erdbeeren	Laktose-intoleranz
Milch	Pfirsiche	Rohwürste	Zitrusfrüchte	
Getreide	Kiwi	Rotwein	Tomaten	Sulfit-intoleranz
Soja	Nüsse	Fisch	Krebstiere	
Erdnüsse	Karotten	Sauerkraut	Milch	Zöliakie
Baumnüsse	Sellerie (Zeller)	Spinat	Ananas ?	Fruktose-malabsorption
Fisch	Bananen	Tomaten	Kiwi ?	
Krebstiere	Melonen	Schokolade	Hülsenfrüchte ?	
	Gewürze	Bier, Weißwein, Sekt		
		Essig		

Bei den genannten Nahrungsmitteln gibt es solche, die durch Kochen genießbar gemacht werden können, wie z. B. Äpfel und Karotten bei der Pollen-assoziierten Nahrungsmittel-Allergie, und solche, bei denen die Kochvorgänge zu keiner Änderung der Unverträglichkeit führen, das sind die Speisen aus der Gruppe der Histamin-Intoleranz.

Da aber manche Patienten gekochte Äpfel überhaupt nicht schätzen, gibt es Möglichkeiten sich hier zu helfen. Erstens führen nicht alle Äpfel zu Unverträglichkeiten, sondern meistens nur Granny Smith und Golden Delicious. Außerdem kann man Äpfel in der Mikrowelle bei 600 Watt eine Minute vorbehandeln, wodurch 9 von 10 Apfel-Allergikern diesen Apfel wieder vertragen. Da man nun nicht weiß, ob man jener eine ist, der es weiterhin nicht verträgt, empfiehlt es sich den Apfel zu teilen, das Fruchtfleisch an der Unterlippe zu reiben und eine viertel Stunde zu warten. Findet sich dann immer noch keine Unverträglichkeit, das heißt Juckreiz, Brennen oder Schwellung der Lippe, so kann dieser Apfel unbedenklich gegessen werden. (1)

Grundsätzlich muss man sagen, dass bei Nahrungsmittel-Unverträglichkeiten, aus welcher der genannten Gruppen auch immer sie kommen möge, die Karenz die beste Maßnahme zur Vermeidung klinischer Symptome ist. Darüber hinaus ist aber eine sogenannte Antihistaminika-Prämedikation, das heißt die Einnahme einer Tablette eines H1-Rezeptorenblockers eine halbe bis eine Stunde vor einer Mahlzeit in den meisten Fällen ausreichend, um die gewünschten Nahrungsmittel wieder genießen zu können.

_ Literatur:
1. Tjook SB, De Haas R, Oei HD. Does the allergenicity of apple disappear after microwave treatment? Allergy 1995;50(Suppl.26):232(abstr).

4. Krankheitsbilder bei Histamin-Intoleranz

_ 4.1 Kopfschmerzen (R. Jarisch und I. Steinbrecher)

Kopfschmerzen (Cephalea) sind ein häufiges, speziell bei Frauen vorkommendes Leiden. Üblicherweise werden diese Beschwerden dem Wetter oder aber auch der Halswirbelsäule zugeordnet. Für ersteres ist eine besondere Empfindlichkeit und für letzteres eine Verletzung oder eine degenerative Erkrankung bzw. Muskelverspannungen Voraussetzung. Tatsache ist aber, dass diese beiden angegebenen Ursachen viel häufiger als Verursacher vom Patienten genannt werden, ohne dass es dafür den geringsten Beweis gibt. Man nimmt Kopfschmerzen als gegeben hin, und manche Patienten empfinden sie sogar als normal.

Falsch.
Richtigerweise müsste dieser Satz so geschrieben werden: Frau nimmt Kopfschmerzen als gegeben hin, und manche Patientinnen empfinden sie sogar als normal. Nachsatz: Kein Mann würde Kopfschmerzen als normal empfinden. Nachnachsatz: Dies geht bei der Anamnese manchmal soweit, dass Kopfschmerzen gar nicht als Beschwerden angegeben werden und erst im Speziellen erfragt werden müssen.
Aus der klinische Erfahrung, dass meistens Frauen an Kopfschmerzen leiden, lässt sich schon ein gewisser Zusammenhang mit Histamin vermuten.
In einer dänischen Studie (1) wurde untersucht, inwieweit die Inhalation von Histamin bei Migränepatienten zu Kopfschmerzen führen kann. 15 Migränepatienten sowie 15 Kontrollpersonen inhalierten Histamin in steigender Dosis und wurden bezüglich des Auftretens von Kopfschmerzen bzw. Migräne befragt. Dabei zeigte sich überraschenderweise, dass 11 der Migränepatienten, aber auch 8 der gesunden Kontrollpatienten nach den Inhalationen über Kopfschmerzen klagten. Daraus geht einerseits hervor, dass Histamin Migräne und Kopfschmerzen verursachen kann, dass dies aber auch bei gesunden Kontrollpatienten auftritt und offensichtlich nur eine Frage der Dosis ist.
Kopfschmerzen in Relation zur Nahrungsaufnahme ist den meisten Patienten am ehesten noch in Kombination mit übermäßigen Rotwein-

genuss in Erinnerung.

Nun muss festgehalten werden, dass es eine große Zahl von Ursachen für Kopfschmerzen und Migräne gibt und dass es dicke Lehrbücher zum Thema gibt. Ich möchte mich hier nur auf das Histamin als möglichen Auslöser von Kopfschmerzen beschränken, wobei die Diagnostik relativ einfach ist.

Patienten mit immer wiederkehrenden Kopfschmerzen, insbesondere solche, bei denen sämtliche bisherigen Untersuchungen negativ waren, sollten versuchen, durch mehrere Wochen hindurch Nahrungsmittel und alkoholische Getränke, die Histamin und andere biogene Amine enthalten, striktest zu meiden. Darüber hinaus ist naturgemäß die Blutuntersuchung hinsichtlich Histamin, Diaminooxidase (DAO) und Vitamin B6 sinnvoll.

Unter den zahlreichen Patienten mit Kopfschmerzen, denen eine histaminfreie Diät geholfen hat, ist mir folgender Fall besonders eindrucksvoll in Erinnerung.

Fallbericht:

Eine 26-jährige Ärztin, die gerade ihr Medizinstudium beendet hat, kommt und berichtet, seit ihrem 7. Lebensjahr täglich (!) an Kopfschmerzen gelitten zu haben. Sämtliche Durchuntersuchungen, die sie bisher gemacht hat, blieben negativ. Ihr Medizinstudium hat sie aufgrund ihres Leidens nur mit großer Mühe absolvieren können. Wir haben die Patientin beraten, ihr die histaminfreie Diät sowie auch kurzzeitig H1-Rezeptorenblocker empfohlen. Nach einem Monat kam die Patientin wieder, und auf die Frage „Wie es ihr ginge?“, antwortete sie: „Ich getraue mich nicht einmal auf Holz zu klopfen, aus lauter Angst, die Kopfschmerzen könnten wieder kommen, ich bin seit einem Monat beschwerdefrei“.

Keine Krankengeschichte bezüglich Kopfschmerzen hat mich je so beeindruckt wie dieser Fall, der eindrücklich zeigt, wie leicht solchen Patienten zu helfen ist und welch oft jahrelanges Martyrium manche Patienten auf sich nehmen, da ihnen bisher offensichtlich keine Hilfe zuteil wurde. Dabei versteht es sich von selbst, dass häufige Kopfschmerzen zu einem Analgetika-Mißbrauch führen, der durch den chronischen Gebrauch massive Nebenwirkungen nach sich ziehen kann.

Kopfschmerzen nach einer durchzechten Nacht werden häufig dem übermäßigen Alkoholkonsum zugeordnet. Hier ist es interessant, einen Selbstversuch durchzuführen. Dies geschieht, indem man abends eine Menge vorzugsweise Rotwein zu sich nimmt, von der man weiß, dass sie Kopfschmerzen auslösen wird. Treten am nächsten Morgen Kopfschmerzen auf, dann sollte man die gleiche Menge Rotwein des gleichen Weines zwei Tage später noch einmal konsumieren, allerdings unter Prämedikation eines H1-Rezeptorenblockers eine Stunde vorher.
Das Ergebnis tags darauf wird sein, dass man keinen „großen Kopf" haben wird und dass auch Kopfschmerzen nicht auftreten.
Die Volksmeinung sagt, dass der Alkohol Kopfweh macht. Dass das nicht der Fall ist, kann man auch leicht selbst feststellen, in dem man einen sogenannten Klaren trinkt, also z. B. einen Korn, der nicht nur klar heißt, weil er durchsichtig wie Wasser ist, sondern offenbar auch deshalb, weil man damit einen klaren Kopf behält im Sinne, dass keine Kopfschmerzen auftreten. Bei hochprozentigen alkoholischen Getränken gilt die Faustregel, dass Getränke, die klar wie Wasser sind, bezüglich Histamin unverdächtig sind, dass alle gefärbten alkoholischen Getränke jedoch Histamin enthalten und bei Histamin-Intoleranz zu meiden sind. Allerdings ist bei Alkoholkonsum grundsätzlich zu bedenken, dass das Abbauprodukt des Alkohols nämlich Acetaldehyd per se ein Hemmer der DAO ist und bei zusätzlicher Einnahme von Speisen, die Histamin enthalten, diese dann zu Problemen führen können.

In einer Pilotstudie haben wir 35 Patienten mit Kopfschmerzen untersucht. Die Patienten waren bereits von Neurologen gesehen worden. Wir untersuchten die Patienten bezüglich Histamin-Intoleranz und bestimmten den Histamin-Spiegel aus dem Plasma sowie die Diaminooxidase und Vitamin B6 aus dem Serum. Den Patienten wurde aufgetragen, eine strikte histaminfreie Diät einen Monat durch einzuhalten und danach zur Kontrolle zu erscheinen. Blutwerte wurden somit vor Beginn der histaminfreien Diät und nach einem Monat abgenommen und verglichen. Es kam zu keinem signifikanten Abfall des Histamin-Spiegels ($p=0{,}07$), aber zu einem signifikanten Anstieg des Diaminooxidase-Spiegels ($p<0{,}001$) (Abb. 3). Von den 35 Patienten gaben 22 an, beschwerdefrei geworden zu sein. Bei 8 Patienten zeigte sich eine

Reduktion der Kopfschmerzfrequenz von mehr als 50 %, lediglich 5 Patienten zeigten keine Änderung der klinischen Symptomatik, bei diesen kam es auch zu keiner Änderung des Histaminspiegels, aber Anstieg des Diaminooxidase-Spiegels bei 4 von 5 Fällen.

Die Patienten wurden nach drei bis neun Monaten noch einmal telefonisch befragt. Dabei ergab sich im Wesentlichen das gleiche Bild, bei drei Patienten kam es zu einer Verschlechterung der Symptomatik, die nach einem Monat nicht eingetreten war bzw. vice versa bei fünf Patienten zu einer Besserung. Viele Patienten (22/26) gaben neuerliche Kopfschmerzen bei Diätfehlern an.

Aus dem Gesagten lässt sich ein eindeutiger Zusammenhang zwischen Kopfschmerz und der Einnahme von Histamin und biogenen Aminen ableiten. Es ist vorstellbar, dass neben dem striken Einhalten der histaminfreien Diät in schweren Fällen die zusätzliche Gabe eines Antihistaminikums (H1-Rezeptorenblocker) sinnvoll ist. Inwieweit Histamin H3-Rezeptoragonisten eine Verbesserung ermöglichen, ist noch offen. Histamin H3-Rezeptoren finden sich insbesondere im Gehirn und sollten daher der erste Ansprechpartner einer medikamentösen Therapie sein.

Literatur:

1. Lassen LH, Heinig JH, Oestergaard S, Olesen J. Histamine inhalation is a specific but insensitive laboratory test for migraine. Cephalalgia 1996;16:550–553.

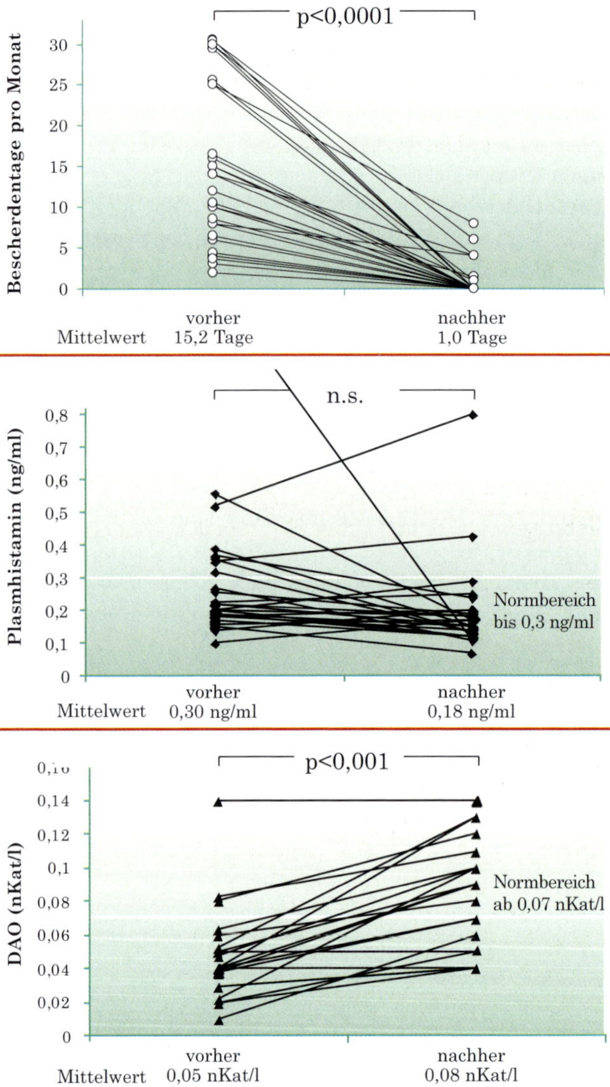

Abbildung 3: Kopfschmerzfrequenz (oben), Histaminspiegel (Mitte) und Diaminooxidase (DAO)-Spiegel (unten) vor und nach 4-wöchiger histaminfreier Ernährung bei 30 Kopfschmerzpatienten mit subjektiver klinischer Besserung während der Diät.

4.2 Verlegte oder rinnende Nase

Manche Patienten bemerken, dass sie beim Genuss von Rot-, aber auch Weißwein schon nach dem ersten Glas eine verlegte Nase bekommen. Manche geben auch eine rinnende Nase an. Dies sind typische Symptome einer Wein-Unverträglichkeit, die entweder auf einer Histamin-Intoleranz oder auf einer Sulfid-Überempfindlichkeit oder auf beiden beruhen kann. Im Sinne der Histamin-Intoleranz ist die Rotwein-Unverträglichkeit typisch, da Rotweine deutlich mehr Histamin als Weißweine enthalten.

Von manchen Patienten wird auch eine Bier-Unverträglichkeit genannt, wobei speziell Weizenbier, das etwa zehnmal soviel Histamin wie ein normales Bier enthält, besonders oft nicht vertragen wird.

Bei rinnender Nase muss natürlich primär an die Diagnose einer Rhinitis allergica, also einen allergischen Schnupfen gedacht werden. Der allergische Schnupfen läßt sich anamnestisch meist einer der häufigen Ursachen zuordnen, das heißt, tritt der Schnupfen nur zu einer gewissen Jahreszeit auf, dann liegt wahrscheinlich eine Pollen-Allergie vor. Im Wesentlichen findet sich eine Hasel-, Erlen- und Birkenpollen-Allergie bei Beschwerden im Februar, März und April, eine Gräser- und Roggenpollen-Allergie bei Beschwerden von Ende Mai bis Juli sowie eine Beifuß- und/oder Ragweedpollen-Allergie bei Beschwerden im August und September. Die Beschwerden in den Zwischenmonaten können durch eine Unzahl von Pollen verschiedener anderer Pflanzen wie Raps aber auch Wegerich und Nessel hervorgerufen werden. Die genaue Diagnostik erfordert hier eine subtile Allergie-Testung, die diese Frage sehr schnell beantworten kann. Als Therapie der Rhinitis allergica empfiehlt sich primär die Gabe von H1-Rezeptorenblockern, die jedoch nicht ewig gegeben werden können und die auch nur symptomatisch und nicht ursächlich wirken, so dass das Ziel die spezifische Immuntherapie sein muss. Entsprechend internationaler Empfehlungen wird heute vorgeschlagen, die Immuntherapie so früh wie möglich zu beginnen, ganz im Gegensatz zu Usancen vor 10 bis 20 Jahren, wo die Immuntherapie als letztes Mittel eingesetzt wurde. Wenn man bedenkt, dass die spezifische Immuntherapie eine Impfbehandlung ist, so ergibt sich daraus, dass die Impfung nur bei Gesunden, das heißt nur im beschwerdefreien Intervall begonnen werden darf.

Sind die Symptome das ganze Jahr mehr oder minder stark vorhanden,

so wird man primär an eine Hausstaubmilben-Allergie denken. Bei Tierkontakten, speziell mit sogenannten Kuscheltieren wie Katzen, Meerschweinchen, Hamster und Kaninchen muss auch an eine Tierepithel-Allergie gedacht werden.
Im letzteren Fall ist die Therapie eine einfache, wenngleich psychisch oft schmerzhafte, nämlich die Weggabe des Tieres aus dem Wohnbereich. Hier bietet sich die Möglichkeit an, die Tiere im Dachboden, Keller oder auch in einem Gartenhaus im Freien zu halten, so dass ein weiterer Kontakt mit den Tieren sehr wohl möglich ist, ohne den Wohnraum mit Tierepithelien weiter zu belasten.
Bei einer Hausstaubmilben-Allergie empfehlen sich primär Sanierungsmaßnahmen bezüglich Hausstaub, wobei an erster Stelle das Bett steht, insbesondere die Matratzen, die jahrelang verwendet werden und zu einem riesigen Reservoir von Hausstaubmilben und Hausstaubmilbenkot, dem eigentlichen Allergen, werden. Während früher eher den milbenabtötenden Mitteln (Acariziden) der Vorzug als Behandlung gegeben wurde, werden heute bei der Behandlung von Matratzen eher Matratzenüberzüge bevorzugt, die aufgrund jüngster Studien ein deutlich besseres Langzeitergebnis bringen als Acarizide. Mit dem Vorteil der einmal erforderlichen Anwendung und auch des nur einmaligen finanziellen Aufwandes.
Auch, aber weniger von Bedeutung sind Polstermöbel und Teppiche.
Neben der Auslösung für Rhinitis durch Pollen bzw. Hausstaubmilben und Tierepithelien, aber auch durch Wein gibt es auch Patienten, die berichten, dass sie während oder gleich nach dem Essen von warmen Speisen einen Nasenfluss bekommen. Auch hier muss an eine Histamin-Intoleranz gedacht werden, mit dem Ziel Speisen, die Histamin und andere biogene Amine enthalten, zu meiden. Auch die Gabe eines H1-Rezeptorenblockers vor dem Essen kann Sinn machen.
Im Rahmen der chronisch entzündlichen Veränderungen der Nase kann es auch zu einer Geruchs- bzw. Geschmacksbeeinträchtigung kommen. Diese Symptome werden nur von wenigen Patienten berichtet, allerdings konnten wir durch die entsprechenden Therapien, also Diät und H1-Rezeptorenblockern, in fast allen Fällen eine Besserung der Geruchs- und Geschmacksempfindlichkeit in wenigen Wochen erreichen. Letztlich muss bei rinnender Nase auch an eine Kälteüberempfindlichkeit gedacht werden. Der „Nasentropfen“ beim Skifahren ist

wahrscheinlich vielen bekannt. Es gibt aber Patienten mit dem Krankheitsbild einer Kälte-Allergie, bei der Patienten auf Kältereiz urticarielle Exantheme (Nesselausschläge) bekommen können. In diesen Fällen und bei entsprechend positiven Testergebnissen, die beim Allergologen durchzuführen sind, empfiehlt sich die Gabe von Doxepin, einem Antidepressivum, das sowohl anxiolytisch als auch antidepressive Eigenschaften aufweist.

Dieses Medikament ist auch ein starker H1-Rezeptorenblocker, der bei Kälte-Allergien innerhalb von wenigen Wochen zu einer weitgehenden oder völligen Beschwerdefreiheit führt, die auch durch entsprechende Kälteteste verifiziert werden kann. Dabei liegt die Dosis weit unter der für psychiatrische Patienten verwendeten (nämlich 30-300 mg). Wir fanden, dass die einmalige Gabe von 10 mg wegen der möglichen Müdigkeit vorzugsweise abends gegeben, für einen Erwachsenen durchaus ausreichend sein kann.

Grundsätzlich kann auch an die Verwendung von Luftreinigern, die spezielle Filter enthalten, gedacht werden.

4.3 Asthma bronchiale (M. Götz)

Asthma bronchiale ist eine chronisch entzündliche Erkrankung der Bronchialschleimhaut mit Behinderung der Luftströmung in den unteren Atemwegen, welche sich spontan oder nach Behandlung vollständig oder teilweise bessern kann. Auslöser für diese Probleme ist eine gesteigerte Reaktionsbereitschaft der Bronchialschleimhaut, verschiedene von außen kommende (exogene) oder dem Körper innewohnende (endogene) Reize, wobei allergische Faktoren eine sehr wesentliche Rolle spielen.

Vorgeschichte (Anamnese), Untersuchung der Lungenfunktion, Reaktion auf Medikamente sowie gelegentlich psychische Faktoren sind für die Erstellung der Diagnose besonders wichtig. Im Vordergrund stehen episodisch auftretendes Pfeifen (Giemen) und Husten, wobei eine Reihe von anderen Erkrankungen mit ähnlichen Symptomen verknüpft sein können. Heute wird davon ausgegangen, dass weltweit etwa 10 % aller Kinder und Jugendlichen an Asthma leiden. Im Erwachsenenalter ist die Diagnose eines Asthma gelegentlich komplizierter, da Umweltbelastungen wie Industriegase und vor allem der Tabakrauch eine zusätzliche Schädigung der Atemwege darstellen können und asthmaähnliche Bilder auch der chronischen Bronchitis oder noch allgemeiner den chronisch obstruktiven Atemwegserkrankungen vorkommen können. Erfreulicherweise sind nur rund 10 % Asthmatiker als schwer betroffen zu bezeichnen, da bei ihnen tägliche Symptome, eine körperliche Minderbelastbarkeit, eine meist abnorme Lungenfunktion sowie nächtliche Atemnot auftreten. Bei diesen Patienten handelt es sich praktisch immer um solche, bei denen die Allergie eine wesentliche Rolle spielt.

Asthma bronchiale kommt in Familien mit allergischen Erkrankungen gehäuft vor, sodass eine erbliche Veranlagung oder Belastung anzunehmen ist. Dieser genetische Einfluss auf das Asthma bronchiale ist vorwiegend durch die Vererbung der Allergiebereitschaft (Atopie) bedingt. Verschiedene Chromosome sind als Träger der Erbeigenschaften für Asthma und Allergie verantwortlich gemacht worden, bis heute ist es jedoch nicht gelungen eine genaue Zuordnung zu erzielen. Interessant ist, dass die Gene für die IgE-Regulation (Allergieverantwortlichkeit), für die bronchiale Hyperreaktivität (Überempfindlichkeit) und für bestimmte Mutationen der ß-adrenergen Rezeptoren (bronchienerweiternde Schaltstellen) nahe beieinander liegen, wodurch sich die engen Beziehungen zwischen Allergiebereitschaft und bronchialer Überempfindlichkeit erklären lassen. Die Überempfindlichkeit der Bronchien auf verschiedene Reize wie kalte Luft, körperliche Belastung, bronchienverengende Substanzen wie Methacholin oder Histamin sowie hypertone Kochsalzlösungen ist ein bei Asthmatikern so häufig beobachtetes Phänomen, dass es zunächst als Hauptcharakteristikum der Erkrankung angesehen wurde.

Zwischenzeitlich weiß man, dass etwa 15–25 % aller Kinder und Erwachsenen auch ohne Asthmabeschwerden eine derartige bronchiale Überempfindlichkeit aufweisen. Neben genetischen Einflüssen können exogene Faktoren wie Allergene, aber auch Schadstoffe und Virusinfektionen zu einem vorübergehenden Anstieg der bronchialen Empfindlichkeit führen. Asthmatiker weisen meist jedoch eine praktisch immer nachweisbare Überempfindlichkeit auf.

Seit etwa 20 Jahren ist bekannt, dass das Wesen von Asthma in einer chronischen Entzündung der Bronchialschleimhaut besteht. An dieser chronischen Entzündung nehmen Entzündungszellen wie Mastzellen, eosinophile Granulozyten und Lymphozyten teil.

Werden Mastzellen durch verschiedene Reize aktiviert, so setzen sie

Histamin frei, welches zu Bronchokonstriktion (Verengung der Atemwege), Vasodilatation (Erweiterung der Blutgefäße) und Erhöhung der Gefäßdurchlässigkeit führt. Ein weiteres Mastzellenprodukt, die Tryptase, steigert die Effektivität von Histamin und führt zur Chronifizierung der Reaktion. Zusätzlich wird vor allem über so genannte Interleukine (Zellhormone) die Anlockung von eosinophilen Granulozyten in die Wege geleitet. Diese Zellen enthalten eine Reihe von toxischen Stoffen wie z. B. das eosinophile kationische Protein (ECP) und andere. Diese haben eine direkte ausgeprägt zellschädigende Aktivität. Letztendlich weiß man heute, dass neben den oben erwähnten so genannten humoralen Mechanismen auch die T-Lymphozyten, also die zelluläre Immunität, eine ganz entscheidende Rolle für die Chronifizierung asthmatischer Geschehen haben. Moderne Therapieansätze versuchen eine Beeinflussung der Mastzellen, der Eosinophilen und der T-Lymphozyten zu erreichen. Auch die spezifische Immuntherapie (spezifische Allergie-Impfung) versucht eine Änderung des T-Lymphozytenmusters zu erreichen und ist dabei bei ausreichend langer Therapiedauer erfolgreich.

Asthma und Inhalationsallergene

Neben körperlicher Belastung und Virusinfektionen sind die häufigsten Auslöser für asthmatische Reaktionen die Inhalationsallergene. Dabei werden aus der Umgebung kommende, als Schwebeteilchen in der Luft vorhandene, Fremdeiweiße inhaliert, die zu den oben beschriebenen Veränderungen der Bronchienverengung sowie des pfeifenden Atems führen können.

Auslöser: Hausstaubmilben

Die Hausstaubmilben sind die wichtigsten Inhalationsallergene überhaupt. Sie kommen praktisch überall vor und werden durch feuchte Wohnverhältnisse bzw. eine Luftfeuchtigkeit über 55 % in ihrem Wachstum begünstigt. Zwischen Hausstaubmilbendichte in den ersten Lebensjahren und dem Risiko einer Sensibilisierung gegenüber Hausstaubmilben, d. h. der Entwicklung eines Asthmas, konnten eindeutige Zusammenhänge nachgewiesen werden. Hausstaubmilben lieben es, in lichtabgewandten Milieus wie Betten, Teppichen, Sofamöbeln, Polstern, Matratzen etc. zu überleben. Durch Reduktion der Luftfeuchtigkeit, welche allerdings den menschlichen Atemwegen schaden kann, und durch Kälte können sie natürlicherweise zurückgedrängt werden.

Tierallergene

Hier ist besonders die Katze als sehr potente Allergenquelle zu erwähnen, wobei dieses Allergen auch in Bereichen gefunden wird, in denen sich nie eine Katze aufgehalten hat. Auch Hunde, Nagetiere und Vögel kommen als Allergenquellen in Frage.

Pollen

Allergene von frühblühenden Bäumen und von Gräsern sind die Hauptvertreter für asthmaauslösende Inhalationsallergene. Im Spätsommer und Herbst kommen auch Schimmelpilze (Alternaria, Cladosporium) verstärkt vor. Ihre Sporen sind wesentlich kleiner als die Pollen und können somit gut in die Lunge eindringen. Natürlich kommen in Innenräumen auch Mischungen aus Hausstaubmilben, Tierepithelien, Schimmelpilzen etc. vor. Neuere Inhalationsallergene sind Latex (Naturgummi), Ficus benjamina und Wildseide. Zwischen dem Milchsaft von Ficus benjamina und Latex bestehen keine Beziehungen. Alle angeführten Substanzen können Beschwerden an den oberen, aber auch unteren, Atemwegen hervorrufen.

Die Abklärung von Asthma muss auch den Nachweis von Inhalationsallergenen erfassen und entsprechende Gegenmaßnahmen (Entfernen der Tiere, Sanierung der Wohnbereiche, Optimierung der Durchlüftung etc.) beinhalten. Früh im Leben einsetzende Kontaktnahme mit Inhalationsallergenen kann selten zur Entwicklung einer Toleranz führen, meist jedoch zu einer Sensibilisierung. Dabei kommt es bei Allergikern bei neuerlichem Kontakt mit einem Allergen zu einer überschießenden Reaktion von IgE-Antikörpern, welche auch für die klinischen Beschwerden verantwortlich sein können. Bereits intrauterin kommt es zu einer abnormen Reifung bestimmter T-Zellen, sodass eine vorgeburtliche Regulierung bzw. Allergievorbeugung wünschenswert wäre, bis heute jedoch noch nicht durchgeführt werden kann.

Rund 95 % aller Asthmatiker können heute durch Änderung ihres Lebensstils, durch Medikamente sowie durch eine spezifische Immuntherapie sehr erfolgreich behandelt werden.

Behandlungsmisserfolge ergeben sich praktisch ausschließlich durch das Phänomen der Non-Compliance, worunter das Nichtbefolgen ärztlicher Behandlungsvorschläge zu verstehen ist. Gründe für diese Compliance sind vielfältig:
Angst vor unerwünschten Nebenwirkungen der Medikamente, Gewöhnung an die Einschränkung der körperlichen Leistungsfähigkeit, irrationale Ängste und andere sind Hauptursachen für die Non-Compliance. Die Erörterung des Compliance-Problems ist zeitaufwendig und bedarf einer seriösen Motivation des Patienten durch kompetente Fachleute wie Ärzte oder Atemtherapeuten. Betreffend die heute zur Verfügung stehenden medikamentösen Möglichkeiten sei besonders auf die großzügige Verwendung von Entzündungshemmern hingewiesen. Es hat sich gezeigt, dass mit den steroidalen Entzündungshemmern (Kortisonabkömmlinge) in inhalativer Form die beste Wirkung erzielt werden kann. Neuere Therapieergänzungen stellen langzeitwirksame bronchienerweiternde Substanzen dar, sowie Leukotrien-Antagonisten, welche entzündliche Prozesse hemmen. Für akute Atemnotanfälle stehen ganz unverändert sofort wirksame bronchienerweiternde Medikamente zur Verfügung (ß-2-Mimetika wie z. B. Salbutamol). Sie sollen von asthmatischen Patienten in Form eines Dosieraerosols mitgeführt werden.

Asthma und Nahrungsmittel

Nahrungsmittel und Zusatzstoffe können Asthmaanfälle auslösen. Es gibt keine generelle Regel, welche Nahrungsmittel bei Asthmatikern Beschwerden hervorrufen, sodass bei jedem Patienten eine individuelle Beurteilung erforderlich ist. Häufige Auslöser sind auch der Konservierungsstoff Metabisulfit, der in getrockneten Früchten, Würsten, Weinen und anderen Getränken vorkommt. Auch Glutamat und Tartrazin sind wiederholt als Asthmaauslöser berichtet worden. Die am häufigsten involvierten Nahrungsmitteln sind Nüsse, Fisch, Kuhmilch, Eier, Beeren und Früchte. Sie können eine akute asthmatische Reaktion hervorrufen, sind aber auch wenn Reaktionen auftreten, mit einer generalisierten Anaphylaxie verknüpft und somit prompt erkennbar. Andere Sofortreaktionen auf Nahrungsmittel sind die akute Rhinoconjunktivitis, das orale Allergiesyndrom, Urticaria (Nesselausschlag), Angioödem, Magen/Darm-Beteiligung und atopische Dermatitis.

Tabelle 17 zeigt einige zu Husten und pfeifender Atmung führende Nahrungsmittel. Diese Reaktionen beruhen nicht immer nur auf einer echten allergischen Basis, sondern kommen auch als Unverträglichkeit (Intoleranz) vor. So konnte auch nachgewiesen werden, dass durch einzelne oral aufgenommene Nahrungsmittelallergene eine Steigerung der unspezifischen bronchialen Empfindlichkeit ausgelöst werden konnte. Interessanterweise zeigen Personen indischer Herkunft eine deutlich höhere Reaktionsbereitschaft ihrer Atemwege auf Nahrungsmittel als dies bei uns gesehen wird.

Tabelle 17
Nahrungsmittelbedingter Husten und pfeifende Atmung (nach Wilson)

Nahrungsmittel	Auslöser in %
Orangennektar	30
Nüsse	21
Cola-Getränke	19
Schokolade	19
Milch	14
Eis	9
Eier	5
Orangensaft	4
Fisch	2

Unter den entzündlichen Mediatoren für Asthma nimmt Histamin eine besondere Stellung ein, ist es doch der am besten untersuchte Mediator. Nach Inhalation von Allergenen kommt es innerhalb von kürzester Zeit zu einem Anstieg der Histamin-Konzentration im Blutplasma und in der Folge auch zu einer vermehrten Ausscheidung von Histaminabbauprodukten im Harn.
Es kann also davon ausgegangen werden, dass Histamin für eine asthmatische Reaktion zumindest teilweise verantwortlich ist.
Wie erwähnt, wird Histamin hauptsächlich von den Mastzellen freigesetzt. Inhaliertes Histamin kann im Lungenfunktionslabor zum Nachweis einer bronchialen Überempfindlichkeit verwendet werden. Für chronisch entzündliche Prozesse, wie sie für das persistierende Asthma charakteristisch sind, dürfte die Rolle von Histamin beschränkt sein.
Histamin wirkt an Histaminrezeptoren (Schaltstellen), die für einen

Bronchospasmus bei Asthmatikern verantwortlich sind; zusätzliche Reaktionen sind Gefäßerweiterung der bronchialen Gefäße, Schleimsekretion sowie die Funktion verschiedener Nerven. Die meisten Histaminrezeptoren vermitteln auch eine hemmende Wirkung gegenüber einer weiteren Histaminfreisetzung durch Mastzellen. Wie bei den klassischen allergischen Reaktionen auf Nahrungsmittel (IgE-vermittelt) kann es natürlich auch zu Reaktionen auf die in Nahrungsmitteln enthaltenen biogenen Amine kommen, von denen Histamin, Tyramin, Cadaverin und Putrescin die wichtigste Rolle spielen.
Hohe Histaminwerte in Nahrungsmitteln mit oder ohne gleichzeitige Einnahme von Diaminooxidasehemmern können zu einer deutlichen Steigerung des Risikos für eine akute bronchiale Reaktion führen. Auch bei Magen/Darm-Erkrankungen besteht ein erhöhtes Risiko für unerwünschte Wirkungen histaminreicher Nahrung, da eine Schädigung der physikalischen Barriere gegen die Aufnahme von Histamin im Magen-Darmtrakt vorliegt. Wie in einer anderen Stelle dieses Buches ausgeführt, enthalten viele Nahrungs- und Genussmittel, darunter vor allem Käse und Wein, überhöhte Werte von Histamin und anderen biogenen Aminen, wobei letztere (die biogenen Amine) den Abbau von Histamin hemmen können. Die Autoren dieses Buches haben bereits vor mehreren Jahren nachweisen können, dass eine histaminfreie bzw. histaminreduzierte Kost zu einer Entlastung der enteralen Diaminooxidase führt bzw. dass auf diese Weise eine raschere Eliminierung von zirkulierendem Histamin erreicht werden kann.
Im Gegensatz zu der Verwendung von Antihistaminika, die nach allgemeiner Ansicht bei der Behandlung des Asthma bronchiale nur einen beschränkten Wert aufweisen, gelang es, durch eine histaminreduzierte Ernährung eine deutliche klinische Besserung zu erzielen. Aus der Kombination von vermehrter Histaminzufuhr und nachfolgenden Beschwerden bzw. Histaminreduktion in der Ernährung und damit einer Entlastung des Histaminabbaues lassen sich auch weiterhin günstigere Verläufe für Asthmatiker erwarten, insbesondere da bis heute noch keine Substitution des Histamin abbauenden Enzyms Diaminooxidase möglich ist.
Es ergäbe sich daraus auch die allgemeine Empfehlung, dass auch Asthmatiker oder Personen mit chronischer Rhinoconjunktivitis ihre Nahrungsmittelzufuhr sorgfältig überprüfen und histaminreiche

Produkte a priori vermeiden. Neben der Beachtung entsprechender Kostpläne ist immer auch die individuelle Reaktionsbereitschaft genau zu beobachten. Es besteht kein Zweifel, dass eine Ernährung, die arm an biogenen Aminen ist, eine Asthmabehandlung nach den Regeln der Kunst nicht ersetzen kann oder soll; eine Entlastung und damit klinische Besserung ist jedoch durchaus verständlich und wird beobachtet. Da Nahrungsmittelallergien gemeinsam mit Inhalationsallergien und anderen Trigger-Faktoren zu Asthma führen können, ist die Feststellung der Wertigkeit der Nahrungsmittel per se nicht immer einfach. Entsprechende Eliminationsdiäten wirken sich in der Regel erst nach 2 Wochen aus, so dass die Einhaltung einer mehrwöchigen Ernährungsumstellung erforderlich ist, bevor eine Besserung sicher beurteilt werden kann. Bestehen Zweifel oder Unsicherheit über die Rolle eines bestimmten Nahrungsmittels für die Auslösung von Asthma, so wird in manchen Fällen eine doppelblind-plazebokontrollierte Nahrungsmittelprovokation nicht zu umgehen sein. Dies muss unter stationären Bedingungen (kurzer Spitalsaufenthalt) erfolgen.

Literatur

1. Hodge L. Yan KY, Loblay RL (1996): Assessment of food chemical intolerance in adult asthmatics. Thorax 51:805-809
2. Novembre E, Martino M de, Vierucci A (1988): Foods and respiratory allergy. Clin Immunol 81:1059
3. Wantke F, Götz M, Jarisch R (1993): Die histaminfreie Diät. Hautarzt 44:512-516
4. Wilson NM (1985): Food related asthma; a difference between two ethnic groups. Arch Dis Child 60.861-865
5. Zitt MJ. (2003): The role of nonsedating antihistamines in asthma therapy. Allergy Asthma Proc. 24 (4):239-52
6. Lordan JL, Holgate ST (2002): H1-antihistamines in asthma. Clin Allergy Immunol. 17:221-48

4.4 Herzrhythmusstörungen

Bei Herzrhythmusstörungen gibt es eine Vielzahl von Ursachen. Herzrhythmusstörungen können auch Histamin-bedingt sein. Speziell bei Jugendlichen und jugendlichen Erwachsenen, bei denen die kardiologische Durchuntersuchung negativ blieb, sollte an eine Histamin-Abbaustörung gedacht werden. Meist sind alkoholische Getränke wie Bier und insbesondere Rotwein Auslöser für kardiale Probleme. Meist wissen die Patienten auch über diesen Zustand Bescheid. Jedoch wird oft vom Kardiologen der Zusammenhang des Weingenusses mit den Herzrhythmusstörungen nicht hergestellt.

Abhilfe und Diagnose ist in diesem Fall durch striktes Einhalten einer histaminfreien Diät durch einige Wochen bzw. die gleichzeitige Gabe von H1-Rezeptorenblockern möglich.

Fallbericht:

Ich kenne einen Patienten, der von Berufs wegen mit Weinen zu tun hat, Weine verköstigt und auch darüber schreibt. Dieser Herr teilte mir mit, dass er nach dem Genuss von schweren französischen Rotweinen immer Herzrhythmusstörungen bekommt und er sich eigentlich schon vor jeder Weinverkostung fürchtet, weil er Angst vor neuerlichen Herzbeschwerden hat. Die Durchuntersuchung dieses Patienten zeigte eine Histamin-Intoleranz. Die verordnete Prämedikation eines H1-Rezeptorenblockers führte zu einer Beschwerdefreiheit bei Weinverkostungen, wodurch dem Patienten die Freude am Beruf wieder gegeben werden konnte.

_ Literatur:

1. Curtis MJ, Pugsley MK, Walker MJA. Endogeneous chemical mediators of ventricular arrhythmias in ischemic heart disease. Cardiovasc Res 1993;27:703–719
2. Endou M, Levi R. Histamine in the heart. Europ J Clin Invest 1995;25,Suppl.1:5–11.
3. W. Kirch, Editorial: Histamine-mediated cardiac effects. Europ J Clin Invest 1995;25, Suppl.1:3–4.
4. Hinrichsen H, Halabi A, Kirch W. Clinical aspects of cardiovascular effects of H2-receptor antagonists. Europ J Clin Invest 1995;25,Suppl.1:47–56.

_ 4.5 Magenbeschwerden (M. Raithel)

Es gibt eine Fülle von Ursachen von Magenbeschwerden bzw. von Symptomen, die der Bauch- bzw. Magenregion zugeordnet werden. Obwohl viele dieser Symptome durch Nahrungsmittel ausgelöst (Meinung des Patienten) oder modifiziert (Meinung des Arztes) erscheinen, ist heute weder für die Ulkuserkrankung (Magen- oder Dünndarmgeschwür) noch für die sog. nicht-ulzeröse Dyspepsie (Reizmagen ohne Geschwür) eindeutig die krank machende Wirkung von bestimmten Lebensmitteln gesichert (1). Anders ist die Situation bei den verschiedenen Formen der Nahrungsmittelallergien (Gastrointestinal vermittelte Allergien Grad I – IV), wo sich die Überempfindlichkeitsreaktion genau auf bestimmte Lebensmittelantigene bezieht und dadurch Beschwerden an verschiedenen gastrointestinalen Organen von der Mundhöhle bis hin zum Enddarm oder auch an anderen Organen außerhalb des Darmes (Auge, Atemwege, Haut, etc.) ausgelöst werden können (2).

Während bei der Ulkuserkrankung sehr gut die krankmachende Wirkung von Nikotin, Alkohol, Schmerzmitteln und diversen Stressfaktoren etabliert ist genauso wie die Überproduktion an Magensäure und die Infektion des Magens durch das gramnegative Bakterium Helicobacter pylori (3), sind die vielfältigen Auslöser des sog. Reizmagens oder des Reizdarmes nicht bekannt. Prinzipiell handelt es sich beim sog. Reizmagen (nicht-ulzeröse Dyspepsie) um funktionelle (Ober)-Bauchbeschwerden, die akut, chronisch rezidivierend oder auch chronisch persistierend verlaufen können, obwohl zahlreiche diagnostische Maßnahmen (inkl. Gastroskopie mit Biopsie) keinen krankhaften organischen Befund ergeben (1). Hier werden oftmals psychische Probleme, Störungen der normalen Verdauungsperistaltik (Motorik), der regelrechten Funktion der Bauchspeicheldrüse oder der Galle, Unverträglichkeitsreaktionen durch Lebensmittel und Medikamente als Auslöser angeschuldigt, ohne dass deren eindeutig patho-physiologische Rolle exakt bewiesen wurde.

Besonders unter dieser Gruppe von Personen mit "Reizmagen- oder Reizdarmproblematik" befindet sich ein kleiner Anteil von Personen, die eine sog. immunologisch vermittelte Überempfindlichkeitsreaktion (Allergie gegenüber Lebensmittel, Gewürze, Schimmelpilzbestandteile in der Nahrung etc.) besitzen, aber auch ein kleiner Anteil von Personen, die nicht-immunologisch vermittelte Unverträglichkeitsreaktionen (Intoleranz gegenüber Histamin, biogenen Amine, Salicylate etc.) zeigen (4). Leider werden diese beiden Krankheitsgruppen nur selten von speziell geschulten Ärzten vermutet, gezielt gesucht und auch objektiv bewiesen. Dass dies häufiger angestrebt werden sollte, wird durch die Tatsache einer verstärkten Ansammlung von Mastzellen im Magen bei Personen mit funktionellen Beschwerden eines Reizmagens (funktionelle Dyspepsie) weiter unterstützt. Mastzellen fanden sich bei solchen Personen unabhängig vom Entzündungsgrad der Magenschleimhaut und besonders auch bei solchen Personen, die keinen Befall des Magens mit dem Bakterium Helicobacter pylori hatten (5). Obwohl diese Tatsache einer verstärkten Mastzellansammlung im Magen bei funktioneller Dyspepsie noch lange kein ausreichendes Kriterium für eine Nahrungsmittelallergie oder eine Histaminintoleranz ist, so lenkt dieser

Befund dennoch in die Richtung Histamin und Mastzelle und deutet an, dass Mastzellen in diesen Prozess der Dyspepsie eingebunden sein könnten. Wenn am oberen Gastrointestinaltrakt eine allergische Reaktion abläuft, dann können verschiedene, aber im Allgemeinen unspezifische Symptome auftreten, die von Übelkeit, Sodbrennen, Schluckstörungen, Erbrechen, Magen- und Darmschmerzen, Blähungen, Völlegefühl bis hin zu Durchfall reichen. Es war lange Zeit schwer vorstellbar, dass der typische Allergiestoff "Histamin", der oft nur mit Hautreaktionen, Asthma und Heuschnupfen in Verbindung gebracht wird, auch Übelkeit und Erbrechen am Magen-Darmtrakt hervorrufen kann. Neben zahlreichen Patientenbeobachtungen nach Provokationstestungen liegt hierzu jetzt sogar eine systematische Studie vor, die zeigte, dass die Anwendung von H1- und H2-Antihistaminika nach einer Operation signifikant das Auftreten von Übelkeit und Erbrechen verhinderte (6). Dies belegt sehr deutlich, dass Histamin neben anderen Mechanismen (z. B. endogene Opiaten) auch typische, generell dem Magen oder der Speiseröhre zugeschriebene Symptome hervorrufen kann.

Da Nahrungsmittelallergien und Intoleranzen gegenüber biogenen Aminen in der erwachsenen Bevölkerung mit einer Häufigkeit von ca. 5–7 % bzw. 3 –5 % vorkommen, sollten beim Reizmagen zunächst immer andere häufigere Krankheiten ausgeschlossen werden (z. B. Unverträglichkeit von Milchzucker, Sorbit oder Fruktose). Bei Patienten mit Beschwerden eines Reizmagens finden sich oft unauffällige Ergebnisse bei der Laborchemie, den Stuhlkulturen, der Ultraschalluntersuchung der Bauchorgane und Schilddrüse, beim Dünndarmröntgen sowie bei der Magenspiegelung inkl. der mikroskopischen Untersuchung der Biopsie (Histologie). Oft wird dann an eine psychosomatische oder neurovegetative Genese (viszerale Hypersensitivität) gedacht. Der Histaminintoleranz kommt dabei insofern eine Rolle zu, als Mastzellen im Magen neben typischen Allergenen und Pseudoallergenen (z. B. Medikamente, Konservierungsstoffe etc.) auch durch Neurotransmitter aktiviert werden können (5,7), was z. T. die häufige psychosomatische Komponente von Personen mit Reizmagen erklärt.

Im Einzelfall wäre also zu testen, ob bestimmte Lebensmittel am Magen bzw. anderen Verdauungsabschnitten zu einer allergischen Reaktion führen. Dies kann sich, wie unter gastroskopischer Kontrolle (ca. 30

Minuten Dauer) einmal zu wissenschaftlichen Zwecken gezeigt wurde, mit Rötung, Schwellung, Einblutungen bis hin zum Aufbrechen der Schleimhaut mit sog. Erosionen oder selten auch Geschwüren äußern. Solche Reaktionen werden aber heute aufgrund der für den Patienten oft nicht tolerablen langen Untersuchungszeit nicht mehr während einer Endoskopie am Patienten überprüft, sondern es erfolgt entweder eine Austestung von endoskopisch entnommenen Gewebeproben (Mukosaoxygenation) (8) oder eine orale Provokationstestung mit verschiedenen Verdünnungen des vermuteten Lebensmittels unter ärztlicher Beobachtung der Beschwerden des Patienten (Bauchumfang, Stuhlfrequenz etc.) und verschiedener Laborwerte (z. B. Methylhistamin im Urin etc.) (2, 4 – 8).

Wenn mit den üblichen klinischen Tests zum Nachweis einer Nahrungsmittelallergie wie Hauttests, Bestimmung von Serum-IgE oder allergenspezifischem IgE keine weiterführenden Hinweise erhalten werden, dann müssen spezielle gastroenterologische Diagnostikverfahren (Biopsienaustestung bei der Mukosaoxygenation, endoskopische Lavage etc.) herangezogen werden (8), denn neben den typischen Sofort-Typ-Allergien (IgE) gibt es auch nicht-IgE vermittelte Allergietypen, die heute über den Nachweis spezieller Immunbotenstoffe (z. B. Tumornekrosefaktor in Lavage oder an Biopsien) diagnostisch besser eingegrenzt werden können. Lassen sich auch damit keine allergisch induzierten Erkrankungsbilder am oberen Gastrointestinaltrakt (allergische Gastritis oder Duodenitis, allergisch-peptisches Ulkus, allergische Enteritis etc.) feststellen, dann ist an eine Histamin-Abbaustörung oder eine anderweitige Intoleranzreaktion (z. B. Salicylatintoleranz) zu denken. Für den Arzt ist die Unterscheidung zwischen Allergie am Magen-Darmtrakt oder einer Histaminabbaustörung oft nur mit speziellen Testverfahren feststellbar (z. B. Rotweintest; Histaminprovokation; Bestimmung der Histamin-abbauenden Enzyme in der endoskopisch entnommenen Biopsie). Inwieweit hier der neue Serumtest für die Diaminooxidase (DAO) im Serum einen weiteren diagnostischen Fortschritt darstellt (9), wird derzeit überprüft, denn im Serum finden sich im Vergleich zum Darm nur sehr geringe DAO-Mengen. Möglicherweise kann aber dieser Test in Zukunft eine viel leichtere Erkennbarkeit solcher Personen mit Störungen der Diaminooxidaseaktivität gewährleisten. Während der

Rotweintest und die standardisierte Histaminprovokation gute klinische Tests am Patienten für die in vivo Diagnostik der Histaminintoleranz darstellen (10), konnte mit der Bestimmung der natürlicherweise in der Magen-Darmschleimhaut vorhandenen Gesamt-Histaminabbaukapazität neuerdings ein zuverlässiges bioptisches Verfahren (ex vivo) entwickelt werden, das anhand der entnommenen Biopsien auch eine topographische Zuordnung zum jeweils befallenen Magen- oder Darmabschnitt erlaubt (11,12).
Da im Magen Histamin bei der Salzsäuresekretion eine wichtige physiologische Rolle spielt, ist der Magen selbst sehr gut mit Histamin-abbauenden Enzymen (hpts. Histamin N-Methyltransferase) ausgestattet, was die oft gemachte Beobachtung erklärt, dass bei histaminintoleranten Patienten selten ganz spezielle Magenerkrankungen gefunden werden. Der Magen scheint daher schon physiologischerweise mit einer Überproduktion von Histamin besser zurechtzukommen als die nachgeordneten und tieferen Darmabschnitte. Denn bei histaminintoleranten Personen finden sich vorwiegend Klagen, die bei genauerer Untersuchung die tieferen Darmabschnitte betreffen (diffuse Bauchbeschwerden, Blähungen, Flatulenz, Koliken, Diarrhoen).

Fallbericht:

Bei einer jungen Krankengymnastin (36 Jahre; 170 cm 70 kg, gemäßigter Nikotin- und Alkoholkonsum), die uns schon vor Jahren durch eine deutlich erhöhte Methylhistaminausscheidung im Urin auffiel, wurde das Phänomen der Histaminintoleranz am Gastrointestinaltrakt sehr klar deutlich, als sie eine Reise nach Mittelfrankreich unternahm. Während die Patientin bei einfachen bayerischen Biersorten (ca. 5 % Alkoholgehalt) und deutschen Weißweinen (11–12 % Alkoholgehalt) keinerlei Symptome bot, exazerbierte die latente Histaminintoleranz dieser Patientin bei einer Tagesfahrt durch das Beaujolais-Weingut. Es wurden dabei auf mehreren Stationen verschiedene französische Käse- und Rotweinsorten (13 % Alkoholgehalt) angeboten (mit unterschiedlich hohem Histamingehalt), was dazu führte, dass die Patientin zunächst über progrediente Blähungen und schneidende Bauchschmerzen klagte. Später kamen Tachykardie, Durchfälle und Hypotonie hinzu, so dass die Patientin schließlich das festliche französische, aber sehr histaminhaltige Abendessen verlassen musste. Wie schon an anderer Stelle hervorgehoben, hemmt Alkohol den Abbau des Histamins, was bei einer solchen Urlaubs-Tagesfahrt, wie bei dieser Patientin ersichtlich, die Symptomatik wesentlich verstärken kann. Denn bei der gleichzeitigen Einnahme von Alkohol und histaminhaltigen Speisen (Käse, Thunfisch etc.) kann es zu exzessiven Steigerungen der Histaminresorption und der Plasmahistaminspiegel kommen. Ähnlich gefährliche Kombinationen können auch entstehen, wenn neben der exogenen Histaminzufuhr durch das Essen gleichzeitig auch Antibiotika (z. B. Augmentin) oder andere Medikamente eingenommen werden, die den Histaminabbau blockieren können. Eine weitere Gefahr zur Bildung derart erhöhter Histaminspiegel kann von Infektionen ausgehen, die eine verstärkte endogene Histaminbildung entweder über die Immunaktivierung (z. B. Interleukin 1) oder über eine bakterielle Histaminproduktion (z. B. Hamophilus influencae) verursachen.

Nachdem die Patientin durch dieses einschneidende Ereignis und das offensichtlich fatale Zusammentreffen von französischem Käse- und Rotweingenuss einen Zusammenhang zwischen dem Auftreten dieser Symptomatik und den eingenommenen Lebensmitteln sah, folgte ein Tag der Alkoholkarenz und die geschilderten Beschwerden bildeten sich innerhalb von 24 Stunden komplett zurück.

Nachdem die Patientin daraufhin zwar Rotwein und Käse vermieden hatte, aber langfristig keine strenge histaminarme Diät einhielt und auch weiterhin stets wiederkehrende Phasen von Blähungen verbunden mit Müdigkeitsattacken und Durchfall hatte, entwickelte sich nach Jahren der inkonsequenten Therapie nach Genuss von Thunfisch und Schweinefleisch bei einem grippalen Infekt eine Prä-Anaphylaxie mit erhöhter Herzfrequenz (Puls 134/min, unregelmäßig), mit einem Blutdruckabfall auf 90/45 mm Hg, einem generalisierten Juckreiz sowie einer ausgeprägten Müdigkeit und Apathie. Aufgrund der Vorgeschichte der Patientin mit der geschilderten Histaminintoleranz konnte durch eine hochdosierte Therapie mit einem H1-Antihistaminikum (30 mg Loratadin innerhalb von 4 Stunden) und reichlicher Flüssigkeitsaufnahme (3,5 l Flüssigkeit) die drohende Notfalleinweisung gerade noch vermieden werden.

Während die Einleitung und Durchführung einer histaminfreien Diät bei Personen mit Reizmagen und funktioneller Dyspepsie eine relativ

einfache und billige Therapiemaßnahme darstellt, so ist die Entscheidung für oder gegen eine Eradikation des Helicobacter pylori beim Patienten mit Reizmagen, Nahrungsmittelallergie oder Histaminintoleranz nach wie vor extrem schwierig. Sie erfordert in jedem Fall eine individuelle Abwägung, da durch die Eradikation eine Verschlechterung der Allergie eintreten kann (14), die verwendeten Antibiotika z. T. Hemmstoffe für die Diaminooxidase sind und Antibiotika die Darmflora schädigen können. Helicobacter pylori ist sehr komplex in die Entwicklung von Magenkrebs, Allergie und Entzündung (Gastritis) eingebunden (Abb. 4 (13,14)). Aktuell gibt es sowohl Hinweise dafür, dass der Helicobacter pylori die Ausprägung einer Nahrungsmittelallergie dämpfen kann (13,14) als auch den Histaminstoffwechsel aktivieren kann, was das Auftreten histaminbedingter Symptome und immunregulativer Veränderungen erleichtern kann (15).
Diese gegen-sätzlichen Beobachtungen spiegeln sich einerseits in der Tatsache wieder, dass in Ländern der dritten Welt, wo eine hohe Besiedelung mit Helicobacter pylori (und auch anderen infektiösen Keimen) vorliegt, die Häufigkeit von Nahrungsmittelallergien und der Histaminintoleranz sehr niedrig ist. Andererseits können bestimmte Helicobacter sensible Personen als Folge dieser Infektion aufgrund der Aktivierung des Histaminstoffwechsels (z. B. via Gastrin, N-alpha-Methylhistamin (13)) eine Urtikaria bekommen oder eine Verschlechterung bestimmter Hauterkrankungen und von atopischen Erkrankungen erfahren (extraintestinale Effekte des Helicobacter pylori). Gerade bei letzterer Gruppe ist die Eradikation des Helicobacters und die Anwendung einer histaminarmen Kost und ggf. von Antihistaminika erfolgversprechend.
Aufgrund der bislang noch sehr heterogenen Befunde zur Rolle von Helicobacter pylori bei Nahrungsmittelallergie und Histaminintoleranz kann heute keine generelle Empfehlung zur Eradikation gegeben werden, vielmehr ist dies eine stets vom spezialisierten Arzt (Internist/Gastroenterologe) zu treffende individuelle Entscheidung. Als mögliche Erklärung für diese unterschiedlichen Befunde bei der Helicobacter-Besiedelung des Magens ist anzuführen, dass es unter den Helicobacter-Stämmen eine sehr große Varianz von fast harmlosen bis hin zu stark aggressiven oder immunregulatorisch stark wirksamen Stämmen gibt.

Abbildung 4: Verschiedene Aspekte der Helicobacterinfektion am Magen bei Gastritis, Magenkarzinom, Nahrungsmittelallergie und Histaminintoleranz

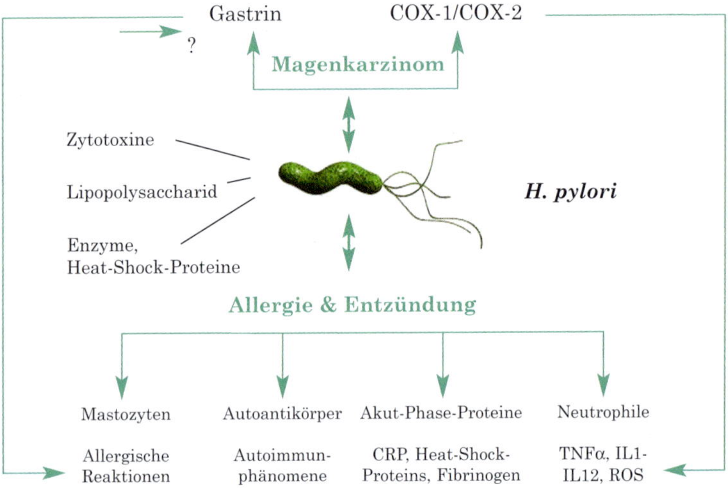

Modifiziert nach P. Konturek et al. (15)

Da die übrigen Therapieprinzipien für "histaminbedingte Magen- und Oberbauchbeschwerden" sowohl bei der gastrointestinal vermittelten Allergie als auch bei der Histaminintoleranz sehr ähnlich sind, werden die entsprechenden klinischen Therapiestrategien für den gesamten Gastrointestinaltrakt gemeinsam im nächsten Kapitel abgehandelt.

Literatur:

1. Rösch W. Reizmagen – Reizdarm. Plädoyer für eine differenzierte Therapie. Med. Klinik 1986; 81: 316 - 320
2. Raithel M. Allergische Enteropathie. In Hahn EG, Riemann JF (eds): Klinische Gastroenterologie. Stuttgart, New York, Georg Thieme Verlag, 1996; 3. Auflage: 960 – 965
3. Ernst H, Hahn EG. Peptisches Ulkus und Erosionen im Magen. In: Hahn EG, Riemann JF (eds). Klinische Gastroenterologie, Thieme Verlag Stuttgart 1996; 3. Auflage: 730 – 740
4. Sampson HA. Diagnosis of food allergies. Allergy Clin Immunol News 1990; 2: 147 – 151
5. Hall W, Buckley M, Crotty P, O'Morain CA. Gastric mucosal mast cells re increased in helicobacter pylori – negative functional dyspepsia. Clin Gastroenterol Hepatol 2003; 1: 363 – 369

6. Duda D, Ay G, Krummenauer F, Celik I. Incidence of postoperative nausea and vomiting (PONV) after prophylaxis with antihistamines and N20-free anaesthesia. XXXII Annual Meeting of the European Histamine Research Society 2003; Abstracts book: 63
7. Raithel M, Ell C. Diagnostik chronisch entzündlicher Darmerkrankungen: Was ist sinnvoll? Überblick und Empfehlungen zur rationellen Diagnostik. Coloproctology 1996, 18: 95 - 116
8. Raithel M. Hahn EG, Baenkler HW. Klinik und Diagnostik von Nahrungsmittelallergien (Gastrointestinal vermittelte Allergien Grad I – IV). English: Gastrointestinal allergies. Dtsch Ärzteblatt 2002; 99: A 780 – 786 [Heft 12]
9. Missbichler A, Reichl H, Stegfellner G, Focke M, Jarisch R. Radioextraction assay for the quantifitative determination of the activity of diamine oxidase (DAO) in human serum. XXXII Annual Meeting of the European Histamine Research Society 2003; Abstracts book: 95
10. Wantke F, Götz M, Jarisch R. The red wine provocation test: intolerance to histamine as a model for food intolerance. Allergy Proceedings 1994; 15: 27 - 32
11. Raithel M, Küfner M, Ulrich P, Hahn EG. The involvement of the histamine degradation pathway by diamine oxidase in manifest gastrointestinal allergy. Inflammation Research 1999: 48 S1: 75 – 76
12. Raithel M, Ulrich P, Keymling J, Hahn E.G. Analysis and topographical distribution of gut diamine oxidase activity in patients with food allergy. Ann. N.Y. Acad. Sci. 1998; 859: 258 – 261
13. Konturek PC, Brzozowski T, Nikiforuk A, Raithel M, Pawlik M, Hahn EG. Effect von N-alpha-Methylhistamin auf die Ulkusheilung. Z Gastroenterol 2003; 41: 750 – 751
14. Konturek P.Ch., Raithel M., Winterkamp S., Rienecker H., Hahn E.G.. Helicobacter pylori (HP) infection and gastrointestinal food allergy. Gastroenterology 2000; Vol. 118 No. 4. A. 5763
15. Kimata H, Fujimoto M, Ishioka C, et al. Histamine selectively enhances human immuno-globulin E (IgE) and IgG4 production induced by anti-CD58 monoclonal antibody. J Exp Med 1996; 184: 357 – 364

4.6 Durchfälle und weicher Stuhl (M. Raithel)

Darmprobleme wie immer wieder auftretende Blähungen, Flatulenz, weicher Stuhl bis hin zu Diarrhoen werden von vielen Erwachsenen angegeben. Ähnlich wie beim Problem des Reizmagens (nicht-ulzerösen Dyspepsie) beschrieben, gibt es eine entsprechende Symptomatik für den Dünn- und Dickdarm, die als sog. Reizdarmsyndrom (Colon irritabile, spastisches Colon) beschrieben wird (1). Hier wird in vielen Fällen die umfangreiche Diagnostik kein krankhaftes Ergebnis erbringen, obwohl sich der Patient in seiner Arbeitsfähigkeit, Leistungsfähigkeit und Lebensqualität deutlich eingeschränkt fühlt. Oftmals treten sekundär psychische oder somatoforme Veränderungen ein, weil kein direkter Zusammenhang zwischen der Lebensmittelaufnahme und den Symptomen besteht, da die Speisen erst nach ca. 4–6 Stunden oder später den betroffenen Dünn- oder Dickdarm erreichen. Die zunehmende Verunsicherung des Patienten, dem möglicherweise vom Endoskopiker mitgeteilt wird, dass alle Organabschnitte unauffällig aussehen, führt dazu, dass manchmal sehr einseitige Diäten eingenommen werden, dass sich Patienten sozial aus Angst vor auftretenden unangenehmen Symptomen isolieren oder dass alternativ-medizinische Methoden versucht werden (2). Dies ist aus der Sicht des Patienten durchaus verständlich, weil er Hilfe für seine nach wie vor bestehenden Beschwerden sucht. Alternativ-medizinische Therapieversuche (z. B. Probiotika, Magnetfeldstimulation, Diäten, Heilfasten etc.) bringen manchmal vorübergehende Besserungen, weil dadurch bestimmte Bereiche des Immunsystems des Darmes beeinflusst oder verändert werden (Probiotika), weil z. T. unbewusst histaminarme Lebensmittel eingenommen werden (Heilfasten) oder die Histaminproduktion beeinflusst wird. Dies sind aber keine kausalen Maßnahmen zur Erkennung und Verbesserung des zugrunde liegenden Krankheitsgeschehens.

Die Besiedelung des Darmes mit Candidapilzen, die in über 98–99 % nicht-invasiv an der Mukosaoberfläche als harmlose Bestandteile der Darmflora leben, ist eigentlich ein normales Phänomen, da Gemüse und Obstsorten immer wieder solche oder andere Pilzarten aufweisen können. Eine globale Behandlung solcher Befunde gilt daher heute als obsolet. Nur in extremen Ausnahmefällen (Immunsuppression, Immundefekte, Chemotherapie etc.) findet man pathologisch erhöhte Keimzahlen oder sich invasiv verhaltende Pilzstämme bzw. bei extremer Atopie die Bildung von IgE-Antikörpern gegenüber Candidaspezies. Aber auch selbst bei dieser Konstellation ist eine Behandlung der Candidabesiedelung keine primäre Therapieart, vielmehr muss die zugrunde liegende Erkrankung adäquat therapiert werden.

Ähnliches gilt auch für Personen mit gastrointestinalen Allergien und Histaminintoleranzen, wo Befunde einer Candidabesiedelung immer wieder zu großer Aufregung führen. Da Histamin auch immunsuppressive Effekte vermittelt, erklärt sich das gehäufte Vorkommen einer Candidabesiedelung bei Personen mit allergischen Magen-Darmerkrankungen. Trotzdem kommt einem solchen Befund keine klinische Relevanz zu, denn die verstärkte Adhäsionsfähigkeit der Pilze und ihre verbesserte Überlebensrate sind die Folge mehrerer (subklinischer) Störungen der intestinalen humoralen sowie zellulären Immunabwehr von Personen mit gastrointestinalen Allergien. Mit einer adäquaten Behandlung der zugrunde liegenden intestinalen Allergie oder der Histaminintoleranz, die zu einer Reduktion der gesteigerten Histaminkonzentrationen an der Darmschleimhaut führt [3], kommt es wieder zu einer Normalisierung wichtiger immunphysiologischer Prozesse (z.B. IgA-Produktion, Reduktion der Darmpermeabilität etc.) und die beobachtete Candidaausscheidung verschwindet wieder von selbst nach einem Zeitraum von 1–3 Monaten. Da derartige Beobachtungen oft nur an spezialisierten Zentren gemacht werden, bietet gerade dieses Gebiet der "Darmflora" sehr viele Lücken und deshalb Ansatzpunkte für alternativ-medizinische Versuche.

Mechanismen und Klassifizierung der Histaminintoleranz

Die Histaminintoleranz kann durch verschiedene Mechanismen hervorgerufen werden (Tab. 18). Nicht immer muss dabei die Störung des Histaminstoffwechsels allein am Magen-Darmtrakt lokalisiert sein. Da der Magen-Darmtrakt aufgrund seiner Schleimhautoberfläche (ca. 300 m^2) aber eine große Menge an Histamin bilden kann und große Aktivitäten an histaminabbauenden Enzymen aufweist, findet sich oft eine Beteiligung des Magen-Darmtraktes bei der Histaminintoleranz. Es gibt primäre (angeborene, genetisch fixierte) und sekundär erworbene Formen der Histaminintoleranz. Primäre und sekundäre Formen der Histaminintoleranz können entweder durch eine gesteigerte Verfügbarkeit von Histamin, durch das Vorhandensein empfindlicherer Rezeptoren, durch Störungen im Abbau des Histamins oder der zellulären Aufnahme hervorgerufen werden (Tab. 18). Kombinationen dieser genannten Mechanismen kommen ebenfalls vor.

Tabelle 18: Mechanismen zur Terminierung der Histaminwirkungen und Klassifikation der zur Histaminintoleranz führenden Störungen

1. Histaminintoleranz durch gesteigerte Verfügbarkeit von H
   - 1A: Endogene und/oder genetisch verstärkte H-Synthese
     z. B. Allergien, Mastozytose, Leukämie, Bakterien, ...
   - 1B: Exogen verstärkte Histidin-, Putrescin- oder H Zufuhr
     z. B. Lebensmittel, Wein, Essig, etc.

2. Histaminintoleranz durch empfindlichere H-Rezeptoren
   - 2A: Genetisch bedingte Enpfindlichkeitsänderung an H-Rezeptoren
   - 2B: Erworbene Empfindlichkeitsänderung an H-Rezeptoren
     z. B.: Auto-Antikörper (?), Zytokine, Entzündung, Infektion, ...

3. Histaminintoleranz durch gestörten enzymatischen Histaminabbau

3A: Genetisch bedingte Enzymstörung auf Ebene der

- Diaminooxidase
- Histamin N-Methyltransferase

3B: Erworbene Enzymstörung auf Ebene der

- Diaminooxidase
- Histamin N-Methyltransferase

4. Histaminintoleranz durch gestörte zelluläre Aufnahme (?)

Am häufigsten finden sich Störungen im enzymatischen Histaminstoffwechsel (Abbau des Histamins über die Diaminooxidase oder die Histamin N-Methyltransferase) als Folge einer milden verborgenen Entzündung im Darm (sekundäre Form der erworbenen Histaminintoleranz; z. B. Nahrungsmittelallergie), eine Überlastung der Abbaufähigkeit an Histamin im Darm durch eine allzu große Aufnahme an Histamin über die Nahrung (enterale Histaminose) und/oder eine Blockade dieser Abbauenzyme durch Alkohol, Medikamente oder andere Substanzen.

Die Notwendigkeit für eine histaminarme Kost bei Nahrungsmittelallergien konnte am unteren Gastrointestinaltrakt mit der Bestimmung der Diaminooxidase-Aktivität festgestellt werden, denn Personen mit gastrointestinalen Allergien weisen vom terminalen Ileum (unterer Dünndarm) bis zum Rectum (Enddarm) in allen Darmabschnitten konsistent erniedrigte Histaminasespiegel auf (Abb. 5). Im Schnitt sind die Diaminooxidasespiegel bei Nahrungsmittelallergikern um ca. ein Drittel niedriger als bei Gesunden. Bei histaminintoleranten Personen finden sich oft noch stärkere Aktivitätserniedrigungen bis auf ca. 5 % der normalen Aktivität. Es ist derzeit noch unklar, ob diese Veränderungen stets auf eine genetisch determinierte Basis oder auf einen sekundären (z. B. entzündlichen) Mechanismen im Rahmen der allergischen Entzündungsreaktion zurückzuführen sind (4, 5). Bei einigen Personen konnten bereits Variationen im DAO – Gen (Polymorphismen im DAO–Gen) festgestellt werden. Bislang sind fünf verschiedene DAO-Genvarianten bekannt, wobei nur eine dieser Varianten signifikant mit der Nahrungsmittelallergie assoziiert war (6). Es ist allerdings bis heute noch unklar, ob diese Genvariante auch tatsächlich mit einer

Funktionsstörung oder einem Aktivitätsverlust des DAO-Enzyms einhergeht (6,7). Zudem ist noch zu klären, ob die genetischen Veränderungen, die meist an DNS von Blutzellen überprüft werden, auch repräsentativ für die Veränderungen im Darmepithel sind, denn im Nahrungsstrom sind viele Mutagene enthalten. Gerade bei Personen mit unauffälligem DAO – Gen an den Blutzellen könnten lokale Mutation nur im Darmepithel vorliegen, oder aber die DAO-Veränderungen sind nicht genetischer Art und z. B. Folge einer lokalen Entzündungsreaktion im Darm.

Abbildung 5: Objektivierung der Notwendigkeit für eine histaminarme Kost bzw. für die Anwendung von Antihistaminika in speziellen Situationen bei Nahrungsmittelallergikern und histaminintoleranten Personen

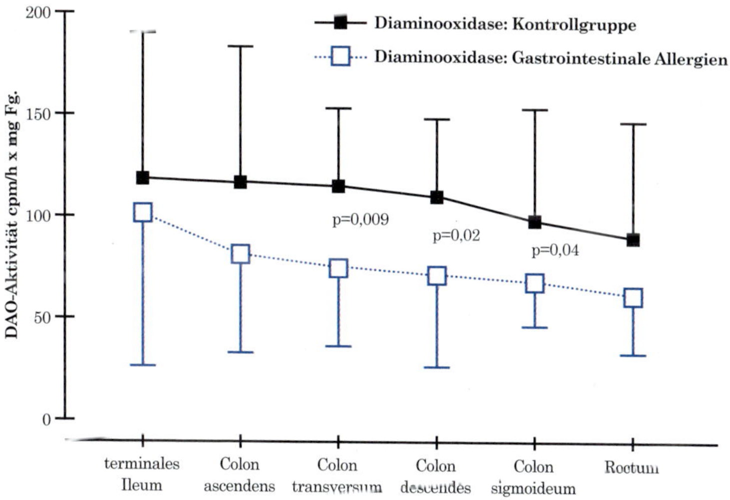

Raithel et al. Infl Res 1999

Der Verlust der Diaminooxidase im Darmepithel führt jedoch einerseits dazu, dass das während der allergischen Reaktion freigesetzte endogene Histamin nur verzögert abgebaut wird, was bedingt, dass histamininduzierte Symptome nicht nur am Darm selbst auftreten (Durchfall, Bauchschmerz, Blähungen etc.), sondern auch außerhalb des Darmes bevorzugt auftreten können (Urtikaria, Asthma, Blutdruckabfall etc.). Der Mangel an Diaminooxidase bewirkt aber andererseits auch, dass das in Nahrungsmitteln normalerweise schon enthaltene exogene Histamin ebenso zu klinischen Symptomen mit Juckreiz, Diarrhoen, Urtikaria oder Herzrhythmusstörungen führen kann (7, 8). Aus klinischer Sicht ergibt sich dabei die schwierige Frage, ob die beobachtete Reaktion Folge einer echten allergischen Reaktion auf ein Nahrungsmittel war oder ob es "nur" eine allzu große Zufuhr an exogenem Histamin war (4, 5). Nachdem neuerdings auch Veränderungen des zweiten Histamin-abbauenden Enzyms, der Histamin N-Methyltransferase bei Nahrungsmittelallergikern (9), Asthma bronchiale (10) und histaminintoleranten Patienten beobachtet wurden, umfasst die neue Klassifikation der Histaminintoleranz auch dieses Enzym. Bislang wurde dieses Enzym weniger stark beachtet als die DAO, ihre Enzymaktivität ist jedoch am Darm, der Leber und an Endothelien sehr stark ausgeprägt. Ähnlich wie bei der DAO sind bei diesem Enzym endogene, genetisch fixierte und sekundär erworbene Störungen der Enzymaktivität und eine Blockade durch Medikamente möglich (z. B. Chloroquin).

Bei Nahrungsmittelallergikern konnten Kuefner et al. in einer kleinen Studie stärkere Verminderungen der Enzymaktivität an der Histamin N-Methyltransferase als an der DAO beobachten (9). Die klinische Abklärung von histaminintoleranten Patienten sollte daher, wie Tab. 18 zeigt, auch dieses Enzym berücksichtigen, insbesondere dann, wenn keine genetischen Varianten an der DAO zu beobachten sind (7), die DAO-Aktivität normal ist und eine erhöhte Ausscheidung freien Histamins im Urin vorliegt. Bezüglich der genetischen Veränderungen ist zwar bei der Histamin N-Methyltransferase eine mit einer erniedrigten Enzymaktivität einhergehende Variante beim Asthma bronchiale bekannt (10), bei Nahrungsmittelallergikern konnten jedoch noch keine signifikanten Änderungen festgestellt werden (6).

Diagnostik der gastrointestinal vermittelten Allergien und der Histaminintoleranz

Bei Personen mit Verdacht auf eine allergische Magen-Darm-erkrankung ist es stets erforderlich, dass andere Erkrankungen ausgeschlossen werden, denn sie können am Magen-Darmtrakt dieselben Symptome hervorrufen wie eine Allergie oder eine Histaminintoleranz. Selbst wenn die häufigsten Krankheitsursachen wie Infektionen, Kohlenhydrataufnahmestörungen (z. B. Lactose-, Fruktose-, Sorbitmalabsorption), chronischen Darmentzündungen, eine Coeliakie oder eine chronische Bauchspeicheldrüsenentzündung ausgeschlossen wurden, gibt es immer noch ein weites Spektrum seltener Erkrankungen die im Einzelfall in Betracht gezogen werden müssen (z. B. Lymphom, eosinophile Gastroenteritis, Gallensäurenverlust etc. (1, 3, 11)). Unabhängig ob Zeichen einer Atopie vorliegen oder nicht, ergibt sich der Verdacht auf eine allergische Magen-Darmerkrankung immer dann, wenn bei Ausschluss obiger Erkrankungen rezidivierende oder chronische Beschwerden nach der Nahrungsmittelaufnahme vorliegen, wenn unauffällige Schleimhautverhältnisse oder unspezifische Entzündungszeichen im Darm vorliegen, oder (fakultativ) eine Eosinophilie im Blut oder Darmgewebe festgestellt wird. In solchen Situationen kann alleine das "daran Denken an eine Allergie oder Histaminintoleranz" dem Patienten viel helfen, denn bereits mit einer kurzzeitigen (1 Woche), versuchsweise durchgeführten allergenarmen Kartoffel-Reisdiät oder einer anschließenden histaminarmen Kost kann das Problem oft schon kostengünstig – global – untersucht und evtl. sogar verbessert werden (11). Hier kann auch schon mit einer Diagnostik zu Hause oder ambulant (Urinsammlung auf Methylhistamin und Histamin) unter einer Vollkost und einer Kartoffel-Reisdiät frühzeitig der objektive Hinweise für eine Allergie oder Histaminintoleranz erbracht werden. Zur Erleichterung der Diagnostik gibt es vom Labor Buchwald/Schultis (Weiden/Opf. Deutschland) hierzu entsprechende Anleitungen zur sachgerechten Durchführung eines solchen ersten Screeningtests (11,12). Da der Patient aber langfristig nicht seine versuchsweise durchgeführte Diät (z. B. Kartoffel- oder Reisdiät, in schweren Fällen allergenfreie Flüssigkost) einhalten will, ist heute eine differenzierte diagnostische und ggf. auch therapeutische Abklärung des vorliegenden Krankheitsbildes notwendig, um herauszufinden, welche Lebensmittel die Symptome hervorrufen. Mit dem beschriebenen Funktionstest der Ausscheidung von Methylhistamin und Histamin kann heute sehr schnell festgestellt werden, ob eine Person bei Auftreten bestimmter Beschwerden gleichzeitig eine erhöhte Histaminproduktion und damit auch Histaminausscheidung hat. Der Gastrointestinaltrakt kann dabei über das Methylhistamin im Urin sehr gut erfasst werden, weil das im Darm endogen gebildete Histamin zu einem großen Teil (ca. 60 %) über die Pfortader zur Leber gelangt und dort ins stabile Methylhistamin umgebaut wird (9). Die Diaminooxidase übernimmt den Abbau des restlichen Histamins, insbesondere des Histamins, das an der Darmschleimhautoberfläche freigesetzt wird oder über Lebensmitteln und Bakterien in den Darm gelangt (Abbau exogen zugeführten Histamins (5,13)).

Findet sich eine erhöhte Ausscheidung von Methylhistamin und (oder seltener) Histamin so ergibt sich ein erster Hinweis für eine histaminproduzierende Erkrankung. Um eine gastrointestinal vermittelte Allergie zu sichern, sollte ein eindeutiger Nachweis von antigenspezifischen Immunphänomenen, wie z. B. von spezifischen IgE-Antikörpern gegen ein Lebensmittel (Typ I Allergie), eines Nahrungsmittel-induzierten Komplementabfalls (Typ II Allergie), einer Nahrungsmittel-induzierten Immunkomplexbildung (Typ III Allergie) oder von spezifisch sensibilisierten Lymphozyten gegen das auslösende Lebensmittel (Typ IV Allergie) erfolgen (2, 3, 11, 14–16). Der Nachweis dieser Immunphänomene kann dabei entweder an der Haut, im Blut oder im Darm bzw. an anderen Organen erfolgen. Wichtig ist, dass der Nachweis Nahrungsmittel-spezifischer Immunphänomene überhaupt erbracht wird! Dabei wird oft vergessen, dass die Schleimhaut des Magen-Darmtraktes ein wichtiges, in der Regel sogar das zuerst befallene Kompartiment der gastrointestinalen Allergie ist und dass dort auch nach intestinal gebildeten Antikörpern oder den oben beschriebenen Immunphänomenen gesucht werden muss (2,11,17). Es genügt heute nicht mehr, nur Hauttestungen mit kurzer Ablesezeit (sog. Pricktest, 20 Minuten) und/oder nach alleinigen IgE-Antikörpern zu suchen (Typ I Allergie), es sollten auch immer die anderen nicht-IgE vermittelten und verzögerten Allergietypen (Typ II – IV Allergie) gesucht werden, insbesondere, dann, wenn keine Hinweise für eine Typ I Allergie vorliegen (11,14-16). Neuere Daten zeigen, dass am Magen-Darmtrakt nicht-IgE vermittelte Allergien häufiger vorkommen als an anderen Organsystemen. Ein alleiniger Hauttest- oder Antikörperbefund ohne Überprüfung der klinischen Relevanz des vermuteten Allergens am Patienten bzw. an der lebenden Biopsie stellt keine ausreichende Grundlage für die Einleitung einer Diät oder von Karenzmaßnahmen dar, denn diese können manchmal auch zu Nährstoffdefiziten und zu einer erheblichen Einschränkung der Lebensqualität führen, gerade wenn sie bei Kindern angewandt werden (3,11,14,18).

Zur speziellen Diagnostik am Darm wurde die endoskopische Lavage entwickelt, wo bereits aus der Spülflüssigkeit des menschlichen Darmes wichtige Immunparameter wie Immunglobulin E, aber auch Tumor-Nekrosefaktor und andere Allergiemarker bestimmt werden können (3,17). In Verbindung mit einer adäquat ausgeführten Endoskopie des oberen oder unteren Gastrointestinaltraktes erreicht man damit nicht nur das tiefe Duodenum oder Jejunum, sondern auch den Ort der intestinalen Antikörperproduktion, das terminale Ileum (unterster Abschnitt des Dünndarms). Damit ergibt sich die Möglichkeit nach Allergien im Darm selbst zu suchen, wenn andere Organe (z. B. Haut, Blut) keine diagnostisch verwertbaren Hinweise ergeben (3,17).

Lassen sich bei der oben beschriebenen Diagnostik Nahrungsmittel-spezifische Immunparametern finden, sollte die klinische Relevanz des Allergens überprüft werden. Hierzu erfolgt entweder die Gabe des Allergens am Patienten (3,11,14) oder zu der bioptisch gewonnenen Darmschleimhaut (3,11,18). Am Patienten wird dann beobachtet, ob eine reproduzierbare Reaktion auf das Allergen hin auftritt, während an der lebenden Darmbiopsie (Mukosaoxygenation) gemessen wird, ob eine signifikante Freisetzung von spezifischen Allergiemediatoren stattfindet (3,11,18-20). Ist entweder die Testung am Patienten (in vivo) oder der Test an der Biopsie (ex vivo) positiv, dann gilt die beobachtete Symptomatik als tatsächlich allergisch vermittelte Hypersensitivitätsreaktion, die eine strikte Allergendiät (Karenz) rechtfertigt.

Da viele Patienten mit Beschwerden des Gastrointestinaltraktes aufgrund einer Allergie oder Histaminintoleranz endoskopisch untersucht werden zum Ausschluss anderer Erkrankungen, empfiehlt sich hier diese zusätzliche Untersuchung der Darmschleimhautproben. Denn bei der oben bereits angesprochenen sog. Mukosaoxygenation werden dann außerhalb des Körpers des Patienten (ex vivo) die Darmproben für einen Zeitraum von 1–2 Tagen lebend kultiviert und mit Antigenen versetzt (z. B. Lebensmittel, Schimmelpilze, Medikamente etc.) (3, 11, 18–20). Gerade beim Reizdarm, chronisch entzündlichen Darmerkrankungen (inaktives Stadium), mikroskopischen Colitiden und Personen mit rezidivierenden nahrungsmittelabhängigen Symptomen besteht heute die Aufgabe, an solche weiterführende Diagnostikmöglichkeiten (z. B. Mukosaoxygenation, INTESTINO-DIAGNOSTICS GmbH, Erlangen, Deutschland) zu denken, gezielte Überweisungen anzustreben und in Zusammenarbeit mit spezialisierten Zentren und geschulten Laborärzten (z. B. Labor Buchwald/Schultis, Weiden/Opf., Deutschland) den Leidensweg solcher Patienten durch eine spezialisierte gastroenterologische Allergiediagnostik zu verkürzen (3, 11, 18–20). Da die funktionelle Austestung der Darmbiopsien ca. 70 % aller Allergene an der Darmschleimhaut erkennt, kann durch dieses Verfahren die Notwendigkeit für die aufwendige Provokation eines Lebensmittels am Patienten verkürzt werden (11,19).

Während die Allergie durch eine spezifische Immunreaktion gekennzeichnet ist, liegt bei der Histaminintoleranz entweder eine Überproduktion von Histamin oder eine Abbaustörung des Histamins vor. Die Schwierigkeit dieses Krankheitsbildes liegt darin, dass es dieselben oder ähnliche Symptome wie eine gastrointestinale Allergie oder eine andere Allergieform hervorrufen kann. Abgesehen von der erhöhten Histamin- oder Methylhistaminausscheidung können die oben aufgeführten immunologischen Tests negativ verlaufen. In einem solchen Fall liegt dann eine primäre Histaminintoleranz vor. Finden sich dagegen obige Immunmarker zum Nachweis einer Allergie, kann sich die Histaminintoleranz im Rahmen einer zugrunde liegenden allergischen Erkrankung entwickelt haben (sekundäre Histaminintoleranz). Eine verminderte Histaminabbaufähigkeit kann sich aber nicht nur im Rahmen einer Allergie entwickeln, sondern auch im Rahmen anderer sekundärer Erkrankungsprozesse oder als Folge einer Medikamentenwirkung (5, 21). Entsprechende Krankheitsbilder, die mit einer Histaminintoleranz einhergehen können, sind chronisch entzündliche Darmerkrankungen (Morbus Crohn, Colitis ulcerosa, mikroskopische Colitiden), aber auch die Mastozytose, die Neurodermitis, die chronische Urtikaria, die Polyposis nasi und selbst bei Personen, die verstärkt Adenome/Krebs im Dickdarm haben (5, 9, 21–23). Zur speziellen Diagnostik stehen hierbei wieder Tests am Patienten (z. B. Rotweintest, standardisierte Histaminprovokation), Bestimmungen der DAO im Serum oder an der endoskopisch entnommenen Biopsien zu Verfügung (5, 9, 13).

Modifizierende Begleitfaktoren bei gastrointestinal vermittelten Allergien und Histaminintoleranz

Nachdem die klinische Manifestation einer Allergie oder einer Histaminintoleranz oft nicht alleine nur durch das Allergen bzw. aminhaltige Lebensmittel bedingt ist, sondern auch durch weitere konditionierende Faktoren, wie z. B. die Anwesenheit von Alkohol und Nikotin, permeabilitätssteigernde Medikamente (z. B. Schmerzmittel wie Aspirin), Gewürze (z. B. Curry, Chili), körperlicher Anstrengung oder physikalischer Faktoren, sollten solche Begleitfaktoren genauso wie prädisponierende Grunderkrankungen, z. B. die Mastozytose, eosinophile Gastroenteritis und auch chronisch entzündliche Darmerkrankungen Beachtung finden und entsprechend vermieden bzw. konsequent behandelt werden.

Im Gegensatz zu diesen exogenen Faktoren, die auf die Manifestation einer Allergie Einfluss nehmen können, gibt es aber auch einige endogene Faktoren im Körper selbst, die das Auftreten einer Nahrungsmittelallergie und möglicherweise auch das einer assoziierten Histaminintoleranz unterstützen.

Unter den endogenen Faktoren werden oft nur genetische Faktoren (Erbanlagen, die das Immunsystem regulieren) und das vegetative Nervensystem („Stress") erwähnt, obwohl auch Verdauungsfunktionen durch die Sekrete von Magen, Galle und Bauchspeicheldrüse Einfluss auf die Allergenzerstörung nehmen. Dies zeigt sich z. B. daran, dass Personen mit gestörter Magensäureproduktion, Sprue (Weizen-/Glutenüberempfindlichkeit), chronischer Bauchspeicheldrüsenentzündung (Pankreatitis) oder IgA-Antikörpermangel erhöhte IgE-Antikörperspiegel aufweisen können und damit ein erhöheres Allergierisiko tragen. Gerade bei der chronischen Bauchspeicheldrüsenentzündung mit reduzierter Produktion von Verdauungsenzymen (sog. exogene Pankreasinsuffizienz) wurden fast zehnfach höhere IgE-Spiegel im Serum und im Stuhl als bei Kontrollpersonen festgestellt (24, 25). Aufgrund des Fehlens der Bauchspeicheldrüsenenzyme kommt es zu einer gestörten Allergenverdauung. Da der Darm schon physiologischerweise die Fähigkeit zur Bildung von Antikörpern hat (24, 25), beantwortet der mit Allergenen überlastete Intestinaltrakt bei der chronischen Bauchspeicheldrüsenentzündung diesen Stimulus mit einer verstärkten Bildung von IgE-Antikörpern (24, 25). Hinzu kommt, dass diese Verdauungsenzyme der Bauchspeicheldrüse die im Magen-Darmtrakt selbst gebildeten Allergieantikörper zerstören können und einen wichtigen Schutzmechanismus zur Vermeidung einer Allergie am Darm darstellen (25). Ob bei manchen Personen mit Nahrungsmittelallergie eine latente Funktionsstörung der Bauchspeicheldrüse zur Entwicklung einer gastrointestinalen Allergie beiträgt, wird aktuell erforscht. Aufgrund dieser Erkenntnisse wurden seit dem Jahr 2000 zunehmend mehr Patienten mit hochdosierten Bauchspeicheldrüsenenzymen behandelt. Dabei zeigten sich neben einer guten Rückbildung der Allergiesymptome und der histaminassoziierten Beschwerden auch niedrigere Plasmahistaminspiegel und eine signifikant geringere Ausscheidung von Methylhistamin im Urin (Abb. 6).

Abbildung 6: Günstige Effekte von Bauchspeicheldrüsenenzymen auf die Ausprägung von Allergiesymptomen bei Personen mit gastrointestinal vermittelten Allergien

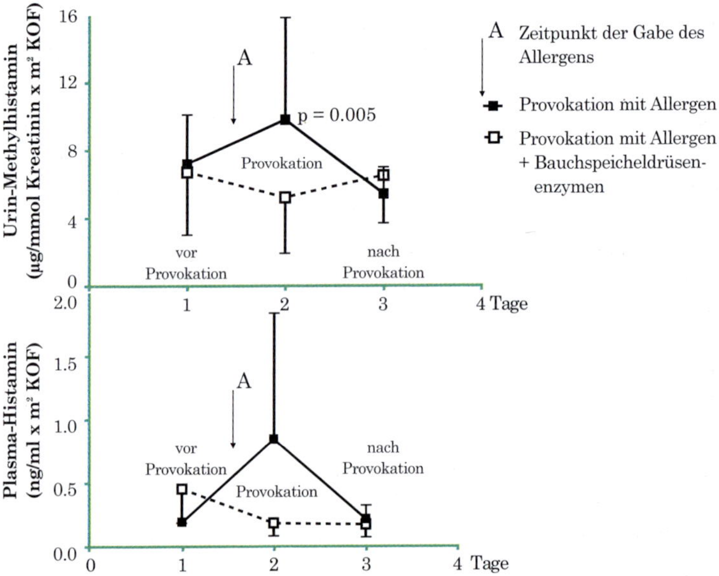

Ein weiterer endogener Faktor zur Modulation der Allergieaktivität und der Schwere einer Histaminintoleranz ist die körpereigene hormonelle Antwort (endokrine Antwort der Hypothalamus-Hypophysen-Nebennieren-Achse (26)). Sie kann erklären, weshalb bestimmte Allergiesymptome stärker in der Nachmittags- und Abendhälfte auftreten als am Vormittag. Denn die körpereigene Produktion des Nebennierenhormons Cortisol ist am frühen Morgen und vormittags am stärksten, während sie abends ihren tiefsten Punkt erreicht (26). Durch die tageszeitlichen Schwankungen des Cortisols kann die Ausprägung von Allergiesymptomen in der Weise moduliert werden, dass z. B. morgendliche allergische Asthmaattacken seltener auftreten, Provokationstestungen am frühen Morgen weniger schwer ausfallen als am Abend und selbst die Zahl und Aktivität der Allergiezellen im Blut kann erheblich schwanken (26).

Wichtige Aspekte zur Ernährung bei gastrointestinal vermittelten Allergien und Histaminintoleranz

Da viele Personen mit Nahrungsmittelallergien nicht nur eine veränderte Histaminempfindlichkeit aufgrund eines gestörten Histaminstoffwechsels aufweisen (5,9), wird heute empfohlen, generell eine histaminarme Kost einzunehmen, d. h. Rotwein, Käse, Thunfisch, Essig, Sauerkraut und Schokolade sowie einige andere Lebensmittel und Getränke sollten gemieden werden, um Unverträglichkeitsreaktionen vorzubeugen, die durch den in diesen Lebensmitteln vorhandenen Gehalt an biogenen Aminen induziert werden (5, 9, 13, 22, 23). Dies empfiehlt sich immer als erste Ernährungsveränderung bei Nahrungsmittelallergien, bei schweren atopischen Erkrankungen, bei chronisch entzündlichen Darmerkrankungen, chronischer Urtikaria und vermuteter Histaminintoleranz etc., um herauszufinden, ob eine Histaminintoleranz zum Krankheitsbild beiträgt. Zudem sollten am Anfang der Behandlung auch unspezifische Histaminliberatoren wie Erdbeeren, Zitrusfrüchte oder Tomaten gemieden werden, damit eine weitere Senkung der Gewebehistaminspiegel erreicht wird. Weitere wichtige Maßnahmen zur Senkung der Darmpermeabilität sind die Gabe von Zink, die Behandlung eines Gallensäurenverlustes (Gallensäuren setzen Histamin frei) und evtl. die Zufuhr von Bauchspeicheldrüsenenzymen.

Um eine ausreichende Aktivität der histaminabbauenden Enzyme (Diaminooxidase) zu erreichen, sollte neben den üblichen Aspekten für eine gesunde Ernährung auf eine ausreichende Zufuhr von Vitamin B1, Vitamin B12, Folsäure, Kupfer und Vitamin C geachtet werden.

Durch die zentrale Einbindung der DAO in den Stoffwechsel des Histamins, aber auch weiterer Polyamine, konnte ein neuer zur Histaminfreisetzung am Darm befähigter Mechanismus identifiziert werden, der möglicherweise Personen mit Histaminintoleranz die Durchführung einer erfolgreichen Diät erschwert. Denn unter den drei wichtigen Polyaminvorläufern (Putrescin, Spermin, Spermidin) konnte das Putrescin in einer durchaus im Darm vergleichbar hohen Konzentration als ein signifikant Histamin-freisetzendes Molekül erkannt werden (27). Die Histamin freisetzende Kapazität war dabei erstaunlicherweise nicht nur bei Allergiepatienten nachweisbar, sondern auch bei Adenomträgern und gesunden Kontrollen (Abb. 7). Insofern erinnert diese Histaminfreisetzungsreaktion an eine allgemein wirksame Reaktion der Darmschleimhaut (Histaminsekretion durch positiv geladene Moleküle), die die Peristaltik des Darmes nach Nahrungsaufnahme anregen soll. Bei Personen mit gestörtem Histaminabbau ist gut vorstellbar, dass dies eher Beschwerden hervorrufen dürfte als bei Gesunden. Die klinische Schlussfolgerung daraus ist, dass putrescinhaltige Lebensmittel ebenso gut wie möglich gemieden werden sollten (27). Putrescin findet sich auch in einem Teil der histaminhaltigen Lebensmittel (Rohwurst, Käse), aber auch in sonst normalerweise histaminarmen Produkten. Leider scheint diese Facette der Histaminintoleranz noch komplexer zu werden, denn es gibt erste Hinweise, dass auch Bakterien im Gastrointestinaltrakt und an anderen Organen Putrescin und auch Histamin produzieren können. Damit stellt sich die Frage inwieweit Bakterien an der Manifestation einer Histaminintoleranz beteiligt sein könnten oder Einfluss darauf nehmen. Zudem besteht zwischen Putrescin und anderen biogenen Aminen und Histamin eine Art Wettbewerb um das Enzym DAO, so dass es bei hohen Putrescinkonzentrationen zu einer (relativ) reduzierten Umsetzung von Histamin kommen kann (und umgekehrt).

Abbildung 7: Histaminfreisetzung aus der menschlichen Darmschleimhaut durch den Polyaminvorläufer Putrescin

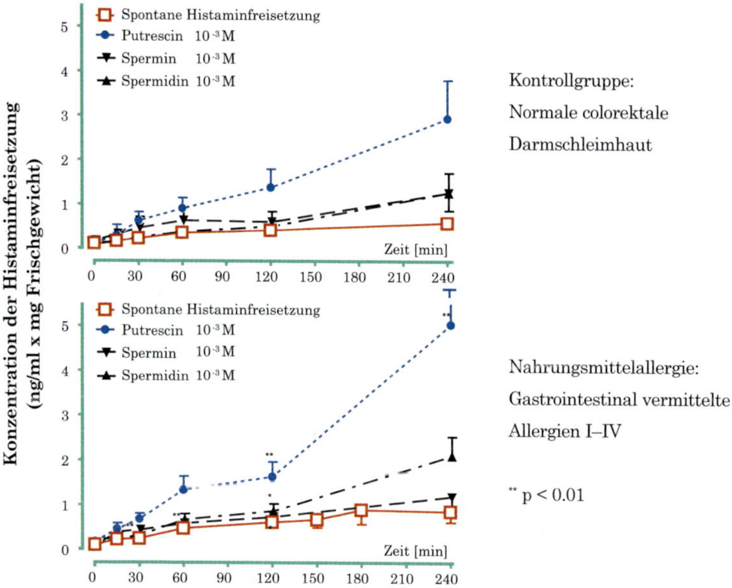

Therapiemaßnahmen bei gastrointestinal vermittelten Allergien und Histaminintoleranz

Unter den speziellen Therapieverfahren zur Behandlung von Nahrungsmittelallergien bzw. von Histaminintoleranz-Symptomen hat sicherlich das Weglassen des auslösenden Lebensmittels (Allergen), also die antigenspezifische Karenz oder die Karenz des (hist)aminhaltigen Lebensmittels, den höchsten Stellenwert. Damit kann oft eine komplette Remission der klinischen Symptomatik erreicht werden. Die Karenzmaßnahmen sind jeder Form der pharmakologischen Therapie deutlich überlegen, sie sind kostengünstiger und sind dann am besten durchführbar, wenn sich die Sensibilisierung/Intoleranz nur auf ein oder wenige Allergene bzw. Lebensmittel bezieht, wenn eine entsprechend hohe Motivation des Patienten zur Karenz vorliegt und wenn klar definiert ist, wo das auslösende Nahrungsmittel überall anzutreffen ist. Gerade über das Vorkommen des Allergens oder des histaminhaltigen Lebensmittels sollte der Patient effektiv von einem Diätassistenten oder Ernährungstherapeuten geschult werden. Neben dem Verbot für bestimmte Lebensmittel sollten dem Patienten aber auch diätetische Alternativen angeboten werden, was am besten anhand eines individuell erstellten Ernährungsplanes erfolgt. Obwohl viele Patienten die Zutatenliste von Lebensmittelprodukten genau lesen, können dennoch immer wieder unerwartete Reaktionen auftreten, da z. B. Histamin als solches gar nicht aufgeführt werden muss und in Deutschland das Problem besteht, dass einzelne Zutaten nicht deklariert werden müssen, wenn ihr Anteil weniger als 25 % (Gewichtsprozent) im Enderzeugnis beträgt (Lücke der Lebensmittelkennzeichnung, 25 % Regel). Bei Gewürzmischungen müssen nicht alle Gewürze einzeln aufgeführt werden, wenn ihr Gehalt unter 2 % liegt. Durch die Verwendung der sog. Klassennamen wird der Patient ebenso nicht richtig informiert, denn hinter dem Begriff "Gewürz" oder "Gemüse" kann sich z. B. Sellerie verbergen, hinter der Bezeichnung "Pflanzeneiweiß" oder "Emulgator" kann Soja bzw. Ei verborgen sein.

Die immunologischen Veränderungen einer strikten Allergenelimination zeigen sich klinisch nicht nur an einem Rückgang der allergischen Symptomatik oder einem Abfall der IgE-Spiegel, der Methylhistaminausscheidung oder an anderen Immunparametern im Darm (z. B. Histamin, TNF etc.). Dies zeigt sich besonders gut an den Konzentrationen der wichtigsten Allergiestoffe im Gewebe des Darmes, denn nach einer erfolgreichen Allergiediät sieht man einen deutlichen Abfall dieser Allergiestoffe wieder in den Bereich normaler Gewebe-Mediatorspiegel (3,18). Dies führt oft zur Verbesserung der Barrierefunktion des Darmes, zur besseren Ausreifung des Darmepithel und damit zur Bereitstellung größerer Mengen an DAO, so dass sich eine sekundär erworbene Histaminintoleranz wieder zurückbilden kann.

Neben der speziellen Diät (Allergen, histaminarme Lebensmittel) sollten bei Nahrungsmittelallergikern oder histaminintoleranten Personen aber auch modifizierende Begleitfaktoren (siehe oben) und die Begleitmedikation auf evtl. allergenhaltige Inhaltsstoffe, mit dem

Immunsystem interferierende Substanzen wie z. B. Blutdruckmittel (sog. ACE-Hemmer), Schmerzmittel, Antiepileptika, Muskelrelaxantien oder den Histaminkatabolismus inhibierende Pharmaka überprüfen werden, denn durch solche Faktoren kann der Effekt einer Diät erheblich in seiner Wirksamkeit eingeschränkt werden (Tab. 19).

Tabelle 19: Klinisch wichtige Begleitmaßnahmen bei Personen mit gastrointestinal vermittelten Allergieformen und Histaminintoleranz

Begleitfaktoren der Symptommanifestation ausschalten
• körperliche Anstrengung • physikalische Einflüsse (Kälte, Hitze, Alkohol, ...) • Behandlung anderer Grundkrankheiten
Begleitmedikation überprüfen auf
• Inhaltsstoffe (Stärke, Soja, Maismehl, ...) • immunaktive Substanzen (ACE-Hemmer, Antiepileptika, nicht-steroidale Antiphlogistika, ...) • Inhibitoren des Histaminkatabolismus (Antibiotika, Antihypertensiva, ...)
Einleitung und Durchführung einer histidin-, histamin- und putrescinarmen Kost

Falls mit den bisher genannten Maßnahmen der spezifischen Allergenkarenz, der histaminarmen bzw. -freien Diät und der Kontrolle wichtiger Begleitfaktoren die Symptomatik einer Nahrungsmittelallergie oder einer manifesten Histaminintoleranz nicht vollständig in Griff zu bekommen ist, werden als weitere therapeutische Maßnahme hypoallergene Kostformen angewandt (Tab. 20, (30)). Hierzu gehören wie bei der Ernährungstherapie des Morbus Crohn nährstoffdefinierte Polymerdiäten, Elementardiäten mit Aminosäuren oder Oligopeptidlösungen (30, 31). Diese werden entweder in adjuvanter Form mit ca. 500–1500 Kalorien/die zur tolerierten Kost oder zusammen mit einer hypoallergenen Kartoffel-Reisdiät eingenommen. Bei schweren Verlaufsformen mit mehreren Allergenen, im Kindesalter oder bei Malabsorptionssyndromen mit reduziertem Ernährungszustand werden sie vorübergehend auch zur ausschließlichen Ernährung (>1500–2500 Kalorien/die) verwandt.

Tabelle 20: Hypoallergene Kostformen zur Therapie bei schweren gastrointestinalen Allergien oder Histaminintoleranzen

Ergänzung der Karenzmaßnahmen durch hypoallergene Kostformen
• Polymerlösungen • Oligopeptidlösungen • Aminosäurelösungen, hydrolysierte Nährstoffe • Kartoffel-Reisdiät, Lammfleisch, Salat • Adjuvante Gabe von Bauchspeicheldrüsenenzymen
Indikation
• Schwere Formen der gastrointestinal vermittelten Allergien • Intoleranzreaktionen (Histamin, Salicylate, ...) • Malabsorption • Untergewicht • chronische Darmentzündung
Standardtherapie bei akuter Exazerbation
• Oligopeptide/Aminosäuren ca. 1500 kcal/die + Kartoffel-Reisdiät

Mit diesen Diätformen kann die Karenz gegenüber Allergenen oder histamin- und putrescinhaltigen Lebensmitteln oft wesentlich unterstützt werden, Ernährungsdefiziten wird vorgebeugt und diese Form der hypoallergenen Ernährung führt zu einer deutlichen Reduktion der allergischen Entzündungsreaktion, was auch anhand der Methylhistaminausscheidung gut objektiviert werden kann. Diese hypoallergenen Elementar-, Oligopeptid- und Polymerdiäten sind besonders bei schweren Allergien, Gewichtsverlust und in der Pädiatrie gut etabliert. Um langfristige Erfolge bei solchen Personen verzeichnen zu können, wird heute das Prinzip der adjuvanten Ernährungstherapie mit hypoallergenen Kostformen angestrebt, denn die Elementar- oder Astronautenkost ist nicht sehr schmackhaft, was das Einhalten einer ausschließlichen Ernährung mit Flüssigkostpräparaten erschwert. Bei der Form der adjuvanten Ernährungstherapie sollte der Patient langfristig 1–2 Packungen einer hypoallergenen Kost (z. B. Elemental 028 Aminosäurendiät, ProvideExtra Oligopeptiddiät, Modulen IBD Polymerdiät) zu seiner normalen Kost, die er auf jeden Fall toleriert, einnehmen (30, 31). Dies führt langfristig zu einer Verdünnung und Verminderung der verschiedenen Lebensmittelantigene, zur Verbesserung des Ernährungsstatus (z. B. Zink, Vitamin B etc.) sowie zu einer Reduktion der Darmentzündung. Ein derartiges Therapieregime wird vom Patienten viel länger durchgeführt als eine ausschließliche Ernährung mit eintönig schmeckenden Aminosäuren oder Oligopeptiden. Da hypoallergene Kostformen keine ernsthaften Nebenwirkungen verursachen, werden sie in der Stufentherapie der gastrointestinalen Allergie vor der Anwendung von Medikamenten eingesetzt, wenn die Karenzmaßnahmen alleine nicht erfolgreich sind (28, 29).

Abbildung 8: Stufentherapie zur Behandlung gastrointestinal vermittelter Allergien

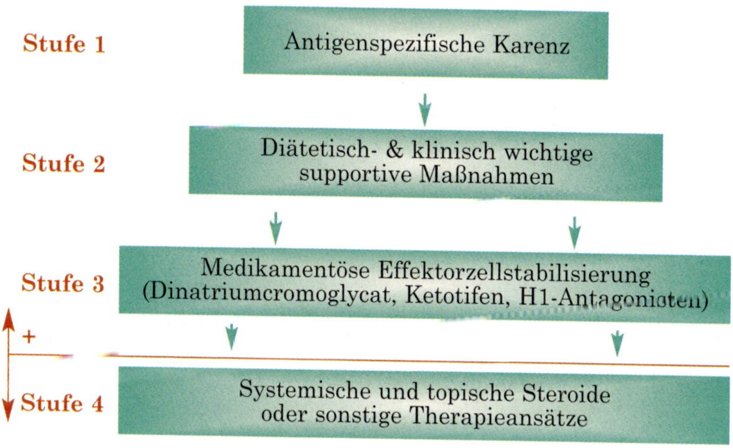

Ist mit diesen beiden Maßnahmen auf Stufe 1 und 2 kein zufriedenstellender Rückgang der Beschwerden zu erreichen, stehen auf Stufe 3 Mastzellstabilisatoren wie das Dinatriumcromoglykat (DNCG; in Deutschland als Colimune und Pentatop), aber auch Ketotifen und neuere H1-Antihistaminika zur Verfügung. Die Indikation für eine Stabilisierung der Allergiezellen ergibt sich dann, wenn der Patient gegenüber mehreren Allergenen sensibilisiert ist, das identifizierte Antigen nicht komplett eliminiert wird oder eliminierbar ist (wie z. B.

bei Schimmelpilzen in Lebensmittel), oder wenn das Antigen nicht identifiziert wurde (28, 29). Zu den die allergischen Effektorzellen stabilisierenden Medikamenten gehören hauptsächlich die Cromoglycinsäure und das Ketotifen, wobei das Ketotifen eigentlich ein älterer H1-Antagonist mit nur sehr schwacher Mastzell-stabilisierender Wirkung ist. Aber auch einige neuere H1-Antihistaminika haben ähnlich wie das Ketotifen eine inhibierende Wirkung auf die Mediatorsekretion (z. B. Fexofenadin, Desloratadin, etc.).

Bezüglich der Stabilisierung von Allergiezellen (Mastzellen, Eosinophile) dürfen gastrointestinale Allergie und Histaminintoleranz nicht gleichgesetzt werden. Denn während bei der Allergie die Überempfindlichkeit durch spezifische Immunmechanismen vermittelt wird, kommt das Krankheitsbild der Histaminintoleranz entweder durch eine Histaminüberladung, verstärkt empfindliche Histaminrezeptoren oder eine Hemmung des Histaminabbaus zustande (s. a. Tab. 18 Klassifikation Histaminintoleranz). Bei der Behandlung der Allergie steht damit die Stabilisierung/Hemmung der Allergiezellen und der verantwortlichen Immunmechanismen (z. B. IgE-Antikörperbildung) im Vordergrund, bei der Histaminintoleranz liegt der Schwerpunkt der Therapie in der Reduktion des verfügbaren Histamins und der Blockade des Histamins selbst.

Eine Stabilisierung der Allergiezellen in der Darmschleimhaut bei der Lebensmittelallergie wird mit der Cromoglycinsäure (Dinatriumcromoglycat, DNCG) erreicht, die bereits seit 1965 in der Therapie von allergischen Erkrankungen eingeführt wurde. Diese Substanz führt über eine Reduktion der Mediatorfreisetzung nicht nur an Mastzellen, sondern auch an Eosinophilen und anderen Immunzellen zu einer Blockade der allergischen Reaktion (28, 29). Dies bewirkt eine Reduktion der Gewebehistaminspiegel und der Histaminfreisetzung, der Darmpermeabilität, der Antigenaufnahme, der Immunkomplexbildung und schließlich über weitere Mechanismen ein Abklingen der allergischen Symptomatik. Es liegen derzeit Hinweise vor, dass Cromoglycinsäure sowohl bei IgE-vermittelten Allergien als auch bei bestimmten Typen der nicht-IgE vermittelten Allergien wirksam sein kann.

Da Cromoglycinsäure von der Darmschleimhaut nicht relevant resorbiert wird und daher nur topisch am Magen-Darmtrakt bzw. an den Schleimhautmastzellen wirkt, ist die Nebenwirkungsrate extrem gering und sein bevorzugter und häufigster Einsatzbereich die lokale gastrointestinal vermittelte Allergie (Grad I, nur Darmbefall; (3, 28, 29)). Das Dinatriumcromoglycat wird jeweils vor den Mahlzeiten in 3 bis 5 Dosen pro Tag verabreicht, wobei besonders wichtig ist, dass die Dosierung langsam ansteigend bis zu maximal 2 g/Tag oder 30–40 mg/kg Körpergewicht gesteigert wird, um eine Wirksamkeit zu erreichen. Sind auch bei Dosen über 2 g/Tag keine Therapieeffekte erkennbar, liegt ein für die Cromoglycinsäure nicht hemmbarer Allergiemechanismus vor (z. B. anderer Mastzell-Subtyp?, Typ IV Allergie ?), oder die Diagnostik bezüglich anderer Intoleranzen und Mediatoren war unzureichend (z. B. Salicylatintoleranz). Das unterschiedlich gute Therapieansprechen der Cromoglycinsäure bei gastrointestinal vermittelten Allergien ist in der Literatur bekannt, wobei je nach dem untersuchten Patientenkollektiv Remissionsraten von 40–90 % angegeben werden (Abb. 9 (3, 28, 29)). Aufgrund der Mastzell-stabilisierenden Effekte wird von manchen Klinikern das Cromoglycat auch schon bei Verdacht auf eine intestinale Allergie eingesetzt. Falls dies gemacht wird, sollte ein derartiger Therapieversuch mindestens über 2–4 Wochen mit ausreichend hoher Dosierung durchgeführt werden, um über die Wirksamkeit Aussagen treffen zu können.

Aufgrund der chemischen Säurestruktur kann es beim Dinatriumcromoglycat zu seltenen Nebenwirkungen bei Personen kommen, die Zitrusfrüchte, organische Säuren und Salicylsäure (Salicylatintoleranz) nicht vertragen. Dies kann zur Verschlechterung der gastrointestinalen Beschwerden führen (selten). Wenn dies der Fall ist, sollte der Arzt dies diagnostisch nutzen, um eine Empfindlichkeit gegenüber Säuren und Salicylate zu testen. Denn bei einigen Personen, die die Cromoglycinsäure nicht vertragen, konnte eine Salicylatintoleranz auch als Ursache der zugrunde liegenden gastrointestinalen Beschwerden erkannt werden. Dieses Krankheitsbild würde dann noch eine weitere Diätmaßnahme beinhalten, nämlich die Karenz von salicylsäurehaltigen Lebensmitteln, 5-Aminosalicylsäure (Medikament!) und Farbstoffen (z. B. Citrusfrüchte, Curry, bestimmte Gewürze, Brombeeren, Kartoffel etc.).

Abbildung 9: Übersicht zur Wirksamkeit von DNCG in 55 publizierten Studien (DNCG in Deutschland als Colimune oder Pentatop erhältlich)

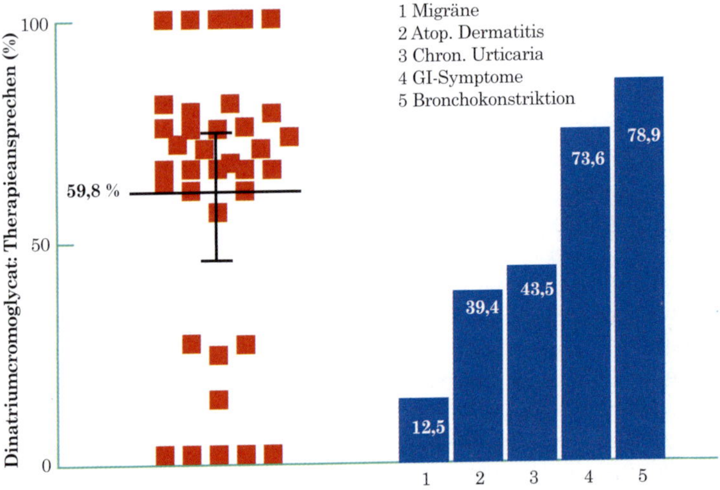

Übersicht zu 55 Studien mit DNCG. In: Collins-Willias C et al. Ann Allergy 1986;57:53–60

Hier ist aus einer Analyse von Collins-Williams das Therapieansprechen von Dinatriumcromoglycat bei Nahrungsmittelallergien mit den Therapieergebnissen aus 55 Studien aufgezeigt. Diese Arbeit spiegelt sehr gut die klinische Erfahrung mit diesem Medikament wieder. Wenn man auf die wichtigsten Allergiesymptome bei diesen Studien blickt, dann ist bezüglich der Leitsymptome "Durchfälle und weicher Stuhl" beachtenswert, dass gerade die abdominelle Symptomatik mit Diarrhoen, Bauchschmerzen oder Blähungen mit einem ca. 75 % Therapieansprechen sehr gut zu beeinflussen ist (29), während andere Symptome wie die Migräne, die atopische Dermatitis (Neurodermitis) oder die chronische Urtikaria (Nesselsucht) mit einer oralen Dinatriumcromoglycat-Therapie oft als nur ungenügend beeinflußbar gelten. Das gute Ansprechen der intestinalen Symptomatik ist auch der Grund, weshalb das nebenwirkungsarme Dinatriumcromoglycat als das primär anzuwendende medikamentöse Antiallergikum für den Gastrointestinaltrakt bei Lebensmittelallergien gilt (2, 28, 29).

Tabelle 21: Effektorzellstabilisierung mit Ketotifen und Oxatomid

Indikation	
	• Fortgeschrittene gastrointestinal vermittelte Allergien gegenüber mehreren Allergenen (intestinale und extraintestinale Symptome) • Fehlendes Therapieansprechen auf Dinatriumcromoglycat
Applikation	
	• Prä- und postprandial • Akutbehandlung
Ketotifen	
	• Beginn mit 1 x 1 mg abends • einschleichend bis 2-1-2 mg/Tag
Oxatomid	
	• Beginn mit 1-2 x 30 mg abends • einschleichend bis 2 x 60 mg/Tag

Eine gewisse Dämpfung der Aktivität von Basophilen, Eosinophilen und Mastzellen erreicht man auch mit dem Ketotifen oder dem in Deutschland und Österreich weniger häufig angewandtem Oxatomid: Bei beiden Substanzen ist jedoch zu berücksichtigen, dass sie im Gegensatz zum Dinatriumcromoglycat systemisch resorbiert werden und wie ältere Antihistaminika sedierende Effekte (Müdigkeit) entwickeln können. Dies ist auch der Grund, weshalb sie erst nachgeordnet bei Unwirksamkeit des Dinatriumcromoglycats zur Anwendung kommen. Aufgrund des Nebenwirkungsspektrums sollte die Behandlung mit Ketotifen und Oxatomid in einschleichender Dosierung, vor allem mit der abendlichen Einnahme, beginnen. Diese Präparate kommen bevorzugt zum Einsatz, wenn extraintestinale Symptome wie Asthma, Urtikaria oder eine Rhinokonjunktivitis im Vordergrund stehen (29). Für das Ketotifen als H1-Rezeptorenblocker wurden am Gastrointestinaltrakt aber auch günstige Effekte bei der Behandlung der eosinophilen Gastroenteritis (Histamin als Aktivierungsreiz für Eosinophile), der Colitis ulcerosa und der symptomatischen Histaminintoleranz mit Beschwerden auch außerhalb des Magen-Darmtraktes gezeigt.

Neuere Antihistaminika (z. B. Fexofenadin, Levocetirizin, Desloratadin)

vermitteln auch eine gewissen Stabilisierung der Allergiezellen und eine sehr gute Blockade von Histamin an den peripheren Histaminrezeptoren. Sie kommen daher zum Einsatz, wenn neben dem Darm weitere Organe (z. B. Haut, Lunge, Nase) bei der Lebensmittelallergie (gastrointestinal vermittelte Allergie Grad II–IV) oder bei der Histaminintoleranz betroffen sind. Die neueren Antihistaminika haben ihren Vorteil in der deutlich niedrigeren Nebenwirkungsrate im Vergleich zu Ketotifen und Oxatomid (32). Darüber hinaus können sie zusätzliche antientzündliche Effekte vermitteln, was bei bestimmten Begleiterkrankungen von Vorteil sein kann (z. B. Colitis ulcerosa, mikroskopische Colitiden). Diese Antihistaminika können dabei sowohl vor als auch nach dem Essen gegeben werden und sie haben auch bei der Akut- bzw. Schockbehandlung eine Bedeutung (29, 32).

Wie hartnäckig über mehr als 20 Jahre eine schwere, primär idiopathische, intestinale (nicht-immunologisch vermittelte) Histaminintoleranz ohne begleitende Lebensmittelallergie verlief, zeigt nachfolgender Fallbericht (Fall 1). Der zweite Fall zeigt dann, wie schwierig es sein kann einer lokalen gastrointestinalen Allergie auf die Spur zu kommen, was manchmal sogar die Erklärung für die Entwicklung eines gesamten Krankheitsbildes erlaubt.

Fallbericht 1:

Bei zwei männlichen Patienten bestand eine chronische Diarrhoe länger als 20 bzw. 30 Jahren. Zahlreiche durchgeführte Untersuchungen konnten aber zu keinem Zeitpunkt einen krankhaften Befund am Magen-Darmtrakt oder an anderen Organsystemen feststellen (Herz-Kreislaufsystem, endokrinologische Organe, Knochenmark etc.), so dass alle Behandlungsversuche erfolglos blieben. Erst der Nachweis einer Histaminintoleranz durch eine erhöhte Ausscheidung von Methylhistamin und Histamin im Urin brachte den entscheidenden diagnostischen Hinweis. Es erfolgte eine Kartoffel-Reisdiät und später das Einhalten einer histaminarmen Diät und die kurzfristige Gabe eines H1-Rezeptorenblockers. Diese Maßnahmen haben in beiden Fällen zu einer Beendigung der Diarrhoe geführt. Den Patienten wurde dadurch ein völlig neues Lebensgefühl wiedergegeben.

Der lange Leidensweg dieser beiden Patienten wird z. T. dadurch erklärt, dass sich die Histaminintoleranz hier nur am Magen-Darmtrakt als Durchfallserkrankung manifestierte, nicht aber an anderen Organen (z. B. Hautausschlag, niedriger Blutdruck etc). Dadurch konzentrierten sich alle behandelnden Ärzte zunächst auf den Magen-Darmtrakt. Es wurden alle Durchfallsursachen ausgeschlossen und zuletzt blieb der Gedanke einer Intoleranz übrig. Gerade aus diesem Fall ist sehr gut zu lernen, dass sich Intoleranzreaktionen (z. B. Salicylat- oder Histaminintoleranz) eben auch manchmal nur isoliert – atypisch – an einem Organsystem äußern können.
Ein sog. oligosymptomatischer oder atypischer Verlauf von Erkrankungen stellt dabei aber gar nichts Ungewöhnliches dar, denn viele Erkrankungen können in etwas maskierter Form verlaufen (z. B. Nahrungsmittelallergie vermittelte Rhinitis, Morbus Crohn im Blinddarm, Sprue, Nierenentzündung bei chronischer Polyarthritis, Rheuma etc.), es sollte nur konsequent an solche selteneren Erkrankungsmöglichkeiten gedacht werden und versucht werden, diese objektiv nachzuweisen.

Fallbericht 2:

Ein anderes Fallbeispiel einer 60-jährigen Patientin mit chronischer Dickdarmentzündung (sog. kollagene Colitis) zeigt die gesamte Problematik der lokalen Nahrungsmittelallergie am Gastrointestinaltrakt. Bei der Patientin bestanden seit mehr als 10 Jahren 8–12 Durchfälle pro Tag im Rahmen der kollagenen Colitis. Viele Therapieversuche mit Prednisolon, Imodium, Probiotika, 5-Aminosaliclysäure und Budesonid wurden mehr oder weniger erfolglos durchgeführt. Wegen eines Verschlusses der Gefäße am Augenhintergrund nahm die Patientin eine geringe Menge Aspirin ein und zuletzt bestanden unter 9 mg Budesonid (topisches Steroid) eine Stuhlfrequenz von 5 Stühle pro Tag.

Der Gedanke einer Allergie führte bei der Patientin zu einer Bestimmung des Methylhistamins im Urin, wobei sich dabei unter Vollkost und Kartoffel-Reisdiät mehrfach konstant erhöhte Werte von

12–15 µg Methylhistamin/mmol Kreatinin x m^2 Körperoberfläche fanden. Es erfolgte eine gastroenterologische Abklärung mit spezialisierter Allergiediagnostik, die nicht nur den Nachweis einer Laktosemalabsorption (Milchzuckerunverträglichkeit) erbrachte, sondern auch den Nachweis von IgE im Dickdarm.

Dieser Befund deutete den Ärzten an, dass Allergieantikörper im Darm vorhanden sind (Typ I Allergie). Nachdem die Methylhistaminwerte im Urin unter der Kartoffel-Reisdiät nicht abgefallen sind (11,12), wurde zunächst eine seltene Kartoffel- oder Reisallergie vermutet. Entsprechende Antikörper konnten weder im Blut noch im Darm gefunden werden. Da die Kartoffel Salicylsäure enthält wurde an den peripheren Blutzellen eine Testung auf Salicylatintoleranz durchgeführt, die den Befund einer deutlich nachweisbaren Salicylatintoleranz erbrachte, obwohl die Patientin ständig Salicylsäure in Form von Aspirin einnahm. Anscheinend äußerte sich bei dieser Patientin die Salicylatintoleranz nur mit einem Symptom, der Dickdarmentzündung am Darm. Aufgrund dieses Befundes wurde die Medikation mit Aspirin gegen ein anderes die Blutplättchen-hemmendes Medikament (Plavix) ausgetauscht, das Budesonid abgesetzt, ein Antihistaminikum verabreicht und nur Reis als Basis einer Aufbaukost verordnet. Daraufhin kam es erstmals zum Rückgang des Durchfalls. Während der Aufbaukost (ohne Cortison) stellt die Patientin dann fest, dass sie immer bei Genuss von Banane schmerzhafte Blähungen und weiche, z. T. schleimige Stühle bekam. Dies veranlaßte die Ärzte nach speziellen Antikörpern gegen Banane und andere kreuzreagierende Obstsorten zu suchen. Dabei konnten dann IgE-Antikörper gegen Ananas festgestellt werden, welche Ausdruck einer sog. Kreuzreaktion zwischen Latex, Banane und Ananas sind. Nach Meiden von Banane, Ananas und anderen kreuzreagierenden Obststorten (Kiwi, Melone etc.) verlor die Patientin ihre Durchfallserkrankung und benötigt jetzt außer der einmal abendlichen Einnahme eines Antihistaminikums keine weitere Medikation.

Die abschließende Diagnose lautete damit gastrointestinal vermittelte Allergie mit assoziierter Salicylatintoleranz. Mittlerweile wurden bereits mehrere Patienten mit diesem Krankheitsbild der kollagenen oder mikroskopischen Colitis beobachtet unter Einnahme von Aspirin. Anscheinend wird dadurch eine Störung der Darmpermeabilität hervorgerufen, die es zulässt, dass sich die Person dann im Laufe des weiteren Lebens gegen Lebensmittel sensibilisiert und eine gastrointestinal vermittelte Allergie entwickelt (33).

Auf wissenschaftlicher Basis belegen zahlreiche Untersuchungen an der lebenden Darmschleimhautbiopsie (ex vivo Biopsienaustestung, Mukosaoxygenation), dass die humane Darmschleimhaut verstärkt bei Nahrungsmittelallergikern Histamin produziert, spontan und antigenspezifisch Histamin sowie andere Mediatoren sezerniert und dass auch der Histaminkatabolismus bei solchen Personen gestört ist (3, 5, 9, 11, 18–20). Das Rationale für den Einsatz der histaminarmen Kost sowie in schwierigeren Fällen auch der von Dinatriumcromoglycat und Antihistaminika ist in Abbildung 10 anhand der Gewebehistaminspiegel bei Personen mit gastrointestinaler Allergie und gesunden Personen zu sehen. Normalerweise findet sich ein vom unteren Dünndarm (terminales Ileum) zum Enddarm (Rectum) hin abfallender Gradient der Gewebehistaminspiegel. Dies liegt daran, dass im terminalen Ileum und im Coekum sowie aufsteigendem Dickdarm die Allergiezellen (Mastzellen, Eosinophile) ihre höchste Dichte aufweisen. Zudem finden sich dort auch die höchsten Bakterienanzahlen im Gastrointestinaltrakt, wovon sicherlich einige Stämme selbst auch Histamin produzieren. Bei den Personen mit Nahrungsmittelallergie findet sich in allen Abschnitten des unteren Gastrointestinaltraktes eine deutliche Verschiebung des Gewebehistamingehaltes hin zu höheren Werten. Da sich die Mastzellen oft fleckförmig ansammeln (nicht kontinuierlich), finden sich im Vergleich zum gesunden Gewebe nicht in allen Abschnitten signifikant erhöhte Gewebehistaminspiegel. Diese erhöhten im Gewebe gespeicherten Histaminmengen können jedoch je nach Allergen oder auch auf bestimmte andere Stimuli hin plötzlich in der Darmschleimhaut freigesetzt werden, was dann zu Histaminwirkungen am Darm und – bei entsprechend starker Freisetzung – auch an anderen Organen führen kann.

Abbildung 10: Rationale für die Therapie mit Antihistaminika oder histaminfreien Lebensmitteln bei Nahrungsmittelallergikern

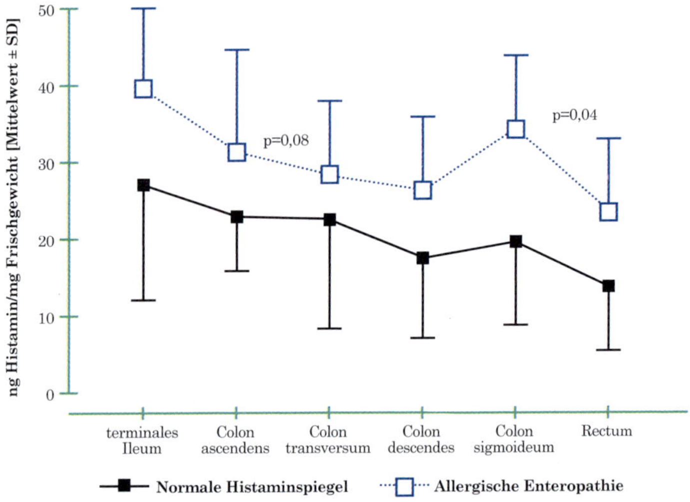

Ist der bisherige stufenweise Einsatz der genannten Therapieprinzipien nicht oder nur partiell erfolgreich (Abb. 8), so kommen als weitere nebenwirkungsarme Therapiemöglichkeit Leukotrienrezeptorantagonisten (z. B. Montelukast) in Betracht, da die allergischen Effektorzellen (Mastzellen, Eosinophile) auch eine beträchtliche Menge der sog. Arachidonsäuremetabolite bilden, wozu die Leukotriene gehören. Diese Substanzgruppe empfiehlt sich nicht nur bei asthmatischen Beschwerden infolge einer Nahrungsmittelallergie, sondern kann auch bei Darmentzündungen adjuvant gegeben werden oder bei hartnäckigen Urtikariaschüben, bei der eosinophilen Gastroenteritis und der Mastozytose, wenn hochdosierte H1- und/oder H2-Antihistaminika nicht ausreichend wirksam sind (29, 32, 34).

Als weitere Therapiealternative bei schweren Formen der Nahrungsmittelallergie bietet sich auch das topische Steroid Budesonid an, welches eine sehr gute hemmende Wirkung auf die Funktion der eosinophilen Granulozyten hat. Es verursacht deutlich weniger Cortisonnebenwirkungen als die älteren, systemisch verfügbaren

Cortisonpräparate, z. B. das Prednisolon. Bei schwer zu behandelnden Formen von Nahrungsmittelallergien sollte stets auch ein Versuch mit Bauchspeicheldrüsenenzymen durchgeführt werden, da mit dieser natürlichen Maßnahme erstaunlich oft eine Verbesserung der Verdauungseffektivität und damit der Allergenzerstörung erreicht werden kann (s. a. Abb. 6).

Histaminstoffwechsel und chronisch entzündliche Darmerkrankungen (Morbus Crohn, Colitis ulcerosa)

Obwohl bei der Erforschung der chronisch entzündlichen Darmerkrankungen zahlreiche Fortschritte auf dem Gebiet der Immunpathogenese in den letzten zwei Jahrzehnten gemacht worden sind, sind die exakten Auslöser dieser Art der Darmentzündung immer noch unklar. Die Einbindung des Immunsystems wird durch die therapeutischen Effekte der im Wesentlichen antientzündlich und immunsuppressiv wirkenden Cortisonpräparate unterstrichen. Nach heutiger Kenntnis scheint eine abnorm starke, überschießende Immunantwort bzw. eine gestörte Immunregulation mit der verstärkten Bildung von entzündungsfördernden Immunbotenstoffen vorzuliegen.
Diese Entzündungsmechanismen betreffen u. a. auch die in der Darmschleimhaut liegenden Mastzellen und eosinophile Granulocyten. Die Anwesenheit dieser Zellarten in der Darmmukosa des Menschen ist im Rahmen der Aufrechterhaltung der normalen Immunfunktionen zu sehen, denn sie spielen eine Rolle z. B. bei der Parasitenabwehr und bei bestimmten Infektionen. Durch die fehlgesteuerte Hochregulation des Immunsystems bei den chronisch entzündlichen Darmerkrankungen kommt es auch zu einer Aktivierung der Mastzellen, die verstärkt Histamin und andere Entzündungsstoffe produzieren. Ihre Sekretionsrate und die Gewebehistaminspiegel steigen besonders im akuten Schub an (Abb. 11, (35)) Nur in seltenen Fällen (15–30 %) finden sich tatsächlich Lebensmittelallergien als Auslöser für die Mastzellenspeicherung bei Morbus Crohn und Colitis ulcerosa, wobei nicht klar ist, ob dies auch als Auslöser für die chronische Darmentzündung gilt (36). In der großen Mehrzahl der Fälle kommt es jedoch zur Mastzelldegranulation ohne dass Lebensmittelallergien im Vordergrund stehen, sondern andere Stimuli (z. B. Neurotransmitter, bakterielle Antigene etc.). Das verstärkt freigesetzte Histamin bewirkt die

Aktivierung einer Wasser- und Elektrolytsekretion in den Darm, was zu Durchfall führt. Da neben dem Histamin zahlreiche weitere aggressive Proteine aus den Mastzellen, den eosinophilen und neutrophilen Granulozyten freigesetzt werden, wird eine schwerwiegende Zerstörung der Darmschleimhaut hervorgerufen (Geschwüre, Fisteln etc.). Dabei wird die oberste Zellschicht (Darmepithel) zerstört, was zum Verlust des Histamin-abbauenden Enzyms Diaminooxidase führt. Dies erzeugt in Verbindung mit den oben beschriebenen Erhöhungen der Histaminsekretion und der Gewebehistaminspiegel eine sekundär erworbene Histaminintoleranz, welche bei Patienten mit Morbus Crohn und Colitis ulcerosa zu zusätzlichen Problemen bei der Ernährung führt.
Beim Morbus Crohn finden sich diese Verluste der Diaminooxidase hauptsächlich nur während der aktiven Erkrankungsphase im entzündeten Darmareal, während mit Behandlung der Erkrankung durch Cortison die Aktivität der Diaminooxidase in der nicht mehr entzündeten Schleimhaut allmählich wieder ansteigt. Hier liegt ein Beispiel einer Entzündungs-assoziierten Verminderung des Histaminkatabolismus vor (23, 35). Die Behandlung des akuten Schubes gestaltet sich für den Patienten jedoch viel effektiver, wenn neben der medikamentösen Therapie gleichzeitig in dieser floriden Entzündungsphase eine aminreduzierte und putrescinreduzierte bzw. –freie Kost eingenommen wird (23, 31, 37). Dies ist in der Therapie des Morbus Crohn gut etabliert, denn bei der sog. enteralen Ernährungstherapie werden histaminfreie Präparate verwendet (z. B. E028, Modulen IBD, ProvideExtra). Sie können einen deutlichen Rückgang der Krankheitsaktivität induzieren (30, 31). Da mit der sog. Astronautenkost völlig histaminfreie Aminosäuren- oder Oligopeptidlösungen die Mukosaoberfläche benetzen, erreicht man, dass die in den Darmepithelzellen gebildete Diaminooxidase nicht mehr für den Abbau von exogenem Lebensmittelhistamin verbraucht wird, sondern dass dieses Enzym die durch die Darmentzündung endogen verstärkt gebildeten Histaminmengen abbauen kann. Obwohl für dieses günstige Therapieansprechen auch verschiedene andere immunologische Mechanismen im Darm diskutiert werden (30, 31), ist anzunehmen, dass diese Eigenschaft der Flüssigkostpräparate (Astronautenkost) mit zu den günstigen Effekten einer Ernährungstherapie beim Morbus Crohn beiträgt. Da die Histaminintoleranz mit der Krankheitsaktivität (Entzündungsgrad)

gekoppelt ist (23), kann nach Abheilen der Entzündung evtl. wieder eine Toleranz gegenüber Histamin-haltigen Lebensmittel eintreten.

Abbildung 11: Verteilung der Gewebehistaminspiegel bei Morbus Crohn und Colitis ulcerosa

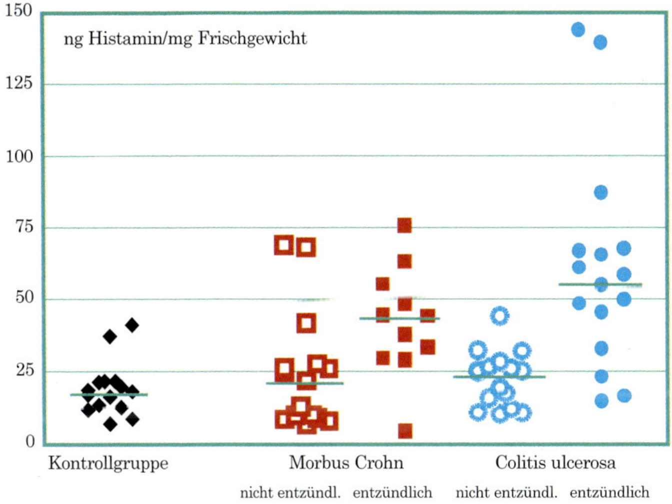

Im Gegensatz zum Morbus Crohn ist die Ernährungstherapie bei der Colitis ulcerosa weniger gut untersucht, aber im Einzelfall dennoch eine gute Alternative (30). Zudem ist bei der Colitis ulcerosa eine höheres Risiko für Allergien als beim Morbus Crohn gegeben, was sich in der häufigen Kombination einer Colitis ulcerosa mit Pollenallergien, Neurodermitis und Asthma bronchiale äußert. Die Histaminspiegel sind auch im akuten Entzündungsstadium bei der Colitis ulcerosa deutlich erhoht, oft sogar höher als beim Morbus Crohn (35). Interessanterweise ist hier aber die Diaminooxidaseaktivität sowohl im entzündeten wie im nicht-entzündeten Gewebe vermindert, was mit einer Unreife des Darmepithels in Verbindung gebracht wird. Möglicherweise drückt hier die reduzierte Diaminooxidaseaktivität die bei der Colitis ulcerosa bekannte Gefahr der malignen Entartung aus (38).

Aufgrund dieser pathophysiologischen Charakteristika zum Histaminstoffwechsel bei den chronisch entzündlichen Darmerkrankungen überrascht es auch nicht, dass etablierte Medikamente wie die 5-Aminosalicylsäure u. a. die Histaminfreisetzung blockieren und dass neuerdings bei den chronisch entzündlichen Darmerkrankungen neben der histaminfreien Diät auch geeignete H1-Rezeptorenblocker in die Therapie eingeführt werden. Mit der zusätzlichen Gabe von 10 mg Loratadin zu einer Standardtherapie konnten beim Morbus Crohn ca. 14 mg Cortison pro Tag und bei der Colitis ulcerosa ca. 5 mg pro Tag eingespart werden. Obwohl diese Einsparung an Cortison noch keinen außergewöhnlich großen Erfolg darstellt, gibt dieser Befund die Hoffnung, dass eine noch weitere Verbesserung der Therapie mit Antihistaminka bei Morbus Crohn und Colitis ulcerosa möglich ist. Denn die Dosis von 10 mg Loratadin pro Tag ist wahrscheinlich für den Darm viel zu niedrig. Bei einer Schleimhautoberfläche von ca. 300 m^2 ist am Darm eine Dosis von ca. 30–50 mg eines neueren potenten Antihistaminkums erforderlich. Hierzu werden in Zukunft sicherlich entsprechende Studien anlaufen, um die Rolle des Histamins bei diesen Erkrankungen exakter definieren zu können.

Literatur:

1. Kruis W. Reizdarmsyndrom. In Hahn EG, Riemann JF (eds): Klinische Gastroenterologie. Stuttgart, New York, Georg Thieme Verlag, 1996; 3. Auflage: 952 – 959
2. Andre´ F, Andre´ C, Colin L, Cavagna S. IgE in stool as indicator of food sensitization. Allergy 1995; 50: 328 – 333
3. Raithel M, Pacurar A, Winterkamp S, Dalbay S, Ell C, Hahn EG. Analysis and Characteristics of Mast Cell Tryptase and Eosinophilic Cationic Protein from Human Gut Mucosa in Gastrointestinal Allergy. In Wüthrich B, Ortolani C (eds): Highlights in Food Allergy. Monographs in Allergy. Basel, Karger, 1996; 32: 143 - 156.
4. Raithel M, Ulrich P, Keymling J, Hahn E.G. Analysis and topographical distribution of gut diamine oxidase activity in patients with food allergy. Ann. N.Y. Acad. Sci. 1998; 859: 258 – 261
5. Raithel M, Küfner M, Ulrich P, Hahn EG. The involvement of the histamine degradation pathway by diamine oxidase in manifest gastrointestinal allergy. Inflamm Res 1999: 48 S1: 75-76
6. Petersen J, Drasche A, Raithel M, Schwelberger HG. Analysis of genetic polymorphisms of enzymes involved in histamine metabolism. Infl Res 2003; 52: S69 – S70
7. Schwelberger HG, Drasche A, Petersen J, Raithel M. Genetic polymorphisms of histamine degrading enzmes: From small – scale screening to high – throughput testing. Infl Res 2003; 52: S71 – S73
8. Jarisch R, Wantke F, Götz M. Histamine free diet in atopics. J Allergy Clin Immunol 1993; 91: 152
9. Kuefner MA, Schwelberger HG, Weidenhiller M, Hahn EG, Raithel M. Both catabolic pathways of histamine via histamine – N – methyltransferase and diamine oxidase are diminished in the colonic mucosa of patients with food allergy. Inflamm Res 2004 (in press)

10. Preuss CV, Wood TC, Szumlanski CL, Raftogianis RB, Otterness DM, Girard B et al. Human histamine N-methyltransferase pharmacogenetics: common genetic polymor-phisms that alter activity. Mol Pharmacol 1998; 53: 707 – 717
11. Raithel M. Hahn EG, Baenkler HW. Klinik und Diagnostik von Nahrungsmittelallergien (Gastrointestinal vermittelte Allergien Grad I – IV). English: Gastrointestinal allergies. Dtsch Ärzteblatt 2002; 99: A 780 – 786 [Heft 12]
12. Winterkamp S, Weidenhiller M, Wilken V, Donhauser N, Schultis HW, Buchholz F, Hahn EG, Raithel M. Standardised evaluation of urinary excretion of N-tele-methylhistamine in different periods of age in a healthy population. Infl Res 2003; 52: S57 – S58
13. Goetz M et al. Histaminintoleranz und Diaminooxidasemangel. Allergologie 1996; 19(9): 394–398
14. Bruijinzeel-Koomen C, Ortolani C, Aas K et al. Position paper: Adverse reactions to food. Allergy 1995; 50: 623 – 635.
15. Bengtsen U, Nilsson-Balknäs U, Hanson LA, Ahlstedt S. Double blind, placebo controlled food reactions do not correlate to IgE allergy in the diagnosis of staple food related gastrointestinal symptoms. Gut 1996; 39: 130 – 135.
16. Heymann M, Darmon N, Dupont C, Dugas B, Hirribaren A, Blaton MA, Desjeux JF. Mononuclear cells from infants allergic to cow's milk secrete tumor necrosis factor alpha, altering intestinal function. Gastroenterlogy 1994; 106: 1514 – 1523
17. Schwab D, Raithel M, Klein P, Winterkamp S, Weidenhiller M, Radespiel-Troeger M, Hochberger J, Hahn EG. Immunoglobulin E and eosinophilic cationic protein in segmental lavage fluid of the small and large bowel identifies patients with food allergy. Am J Gastroenterol 2001; 96: 508 - 514
18. Raithel M, Hahn E.G. Funktionsdiagnostische Tests zur Objektivierung von gastrointestinal vermittelten Allergieformen. Allergologie 1998; 21/2: 51 – 64
19. Raithel M, Weidenhiller M, Abel R, Tuchbreiter H, Backhaus B, Donhauser N, Baenkler HW*, Hahn EG Diagnostic use of mucosa oxygenation and histamine release experiments in patients with gastrointestinally mediated allergy (GMA). Inflamm Res 2003; 52, Suppl 1: S13 – S14
20. Baenkler HW, Lux G. Antigen-induced histamine release from duodenal biopsy in gastrointestinal food allergy. Ann Allergy 1989; 62: 449 – 452
21. Befani O, Shiozaki TS, Turini P, Gerosa P, Mondovi B. Inhibition of diamine oxidase activity by metronidazole. Biochem Biophys Res Comm 1995; 212: 589 – 594
22. Lessof MH, Gant V, Hinuma K et al. Recurrent urticaria and reduced diamine oxidase activity. Clin Exp Allergy 1990; 20: 373 – 376
23. Schmidt WU, Sattler J, Hesterberg R, Röher HD, Zoedler T, Sitter H, Lorenz W. Human intestinal diamine oxidase (DAO) activity in Crohn's Disease: a new marker for disease assessment ? Agents Actions 1990; 30: 267 - 230
24. Kolmannskog S, Florholmen J, Flaegstad T, Kildebo S, Haneberg B. The excretion of IgE with faeces from healthy individuals and from others with allergy and diseases affecting the intestinal tract. Int Arch Allergy Appl Immunol 1986; 79: 357 – 364
25. Raithel M, Dorrmann H, Schwab D, Winterkamp S, Weidenhiller M, Fischer B, Hahn EG, Schneider Th. Immunoglobulin E production in chronic pancreatitis. Eur J Gastroenterol Hepatol 2003; 15: 1 – 7
26. Schleimer RP. Interactions between the hypothalamic-pituitary-adrenal-axis and allergic inflammation. J Allergy Clin Immunol 2000; 106: 270 – 274

27. Backhaus B, Weidenhiller M, Bijlmsa P, Muehldorfer St, Hahn EG, Raithel M. Evaluation of histamine release (HR) from normal colorectal mucosa in response to putrescine, spermidine and spermine. XXXII Annual Meeting of the European Histamine Research Society 2003; Abstracts book: 63
28. Bahna SL. Management of food allergies. Ann Allergy 1984; 53: 678 – 682
29. Raithel M. Aktuelle Therapie von Nahrungsmittelallergien. Der Kassenarzt 1999; 37: 35 – 42
30. Schwab D, Raithel M, Hahn E.G. Enterale Ernährungstherapie bei M. Crohn. Z Gastroenterol 1998; 36:983-995
31. Teahon K, Smethurst P, Pearson M, Levi AJ, Bjarnason I. The effect of elemental diet on intestinal premeability and inflammation in Crohn's Disease. Gastroenterology 1991; 101: 84 – 89
32. Marshall GD. Therapeutic options in allergic disease: Antihistamines as systemic antiallergic agents. J Allergy Clin Immunol 2000; 106: S303 – 309
33. Weidenhiller M., Schwab D., Winterkamp S., Hahn E.G., Raithel M.,. Identification of nutritional allergens and beneficial effect of antiallergic treatment in patients with collagenous and lymphocytic colitis. Gastroenterology 2000; Vol. 118 No. 4. A.2002
34. Schwartz DA, Pardi DS, Murray JA. Use of montelukast as steroid-sparing agent for recurrent eosinophilic gastroenteritis. Dig Dis Sci 2001; 46: 1787 – 1790
35. Raithel M, Matek M, Baenkler HW, Jorde W, Hahn EG. Mucosal Histamine Content and Histamine Secretion in Crohn's Disease, Ulcerative Colitis and Allergic Enteropathy. Int Arch Allergy Immunol 1995, 108: 127 - 133.
36. Raithel M, Weidenhiller M, Winterkamp S, Schwab D, Hahn EG: Is inflammatory bowel disease (IBD) always an idiopathic condition ? Identification of IBD patients with hypersensitivity to specific antigens. Gastroenterology 1999, 116, No.4: G 3475
37. Wantke F, Götz M, Jarisch R. Dietary treatment of Crohn's Disease by histamine-free diet. Lancet 1994; 343: 113
38. Raithel M, Ulrich P, Hochberger J, Hahn E.G. Measurement of gut diamine oxidase activity: Diamine oxidase as a new biologic marker of colorectal proliferation? Ann NY Acad Sci 1998; 859: 262 – 266

_ 4.7 Niedriger Blutdruck

Die physiologische (normale) Funktion des Histamins ist die einer Gefäßerweiterung. Es ist daher durchaus verständlich, dass Personen, die an einer Histamin-Abbaustörung und somit an einem erhöhten Histamin-Spiegel im Blut leiden, auch einen niedrigen Blutdruck (Hypotonie) haben können. Dabei ist interessant, dass der niedrige Blutdruck, den die Patienten oft schon seit Jahren kennen, von den Patienten als quasi „gottgewollt" akzeptiert wird und auch von den Ärzten nur der hohe Blutdruck als Krankheit angesehen wird.

Die bisherigen therapeutischen Maßnahmen gegen niedrigen Blutdruck sind bescheiden, reichen von Flüssigkeitszufuhr in der Früh „noch im Bett" bis zu sportlichen Aktivitäten und der Gabe von so genannten Kreislaufmitteln. All diese Maßnahmen sind meist nicht sehr effizient.

Bei niedrigem Blutdruck lohnt es sich daher durchaus, an eine Histamin-Intoleranz mit den entsprechend bereits beschriebenen Maßnahmen zu denken.
Allerdings kann möglicherweise auch das Gegenteil, nämlich eine Hypertonie auftreten.

Fallbericht:

Ich kenne eine Ärztin, die wiederholt nach Einnahme von Hartkäsen über therapeutisch nicht in den Griff zu bekommende Hochblutdruckkrisen gelitten hat. Seit Weglassen des Käses sind diese nicht mehr aufgetreten. Da Histamin nicht nur die peripheren Gefäße erweitert und somit in den meisten Fällen zu einer Hypotonie führt, sondern auch die zentralen Gefäße verengt, wäre es durchaus möglich, dass im Einzelfall statt einer zu erwartenden Hypotonie eine Hypertonie auftreten könnte.

4.8 Urticaria

Über Urticaria zu schreiben würde ein eigenes Lehrbuch füllen, diesbezüglich ist daher in der entsprechenden Fachliteratur nachzulesen.
Um der Ursache der Urticaria auf den Grund zu gehen, ist es am einfachsten nach kürzlich eingenommenen Medikamenten und deren mögliche Unverträglichkeit zu fahnden. Darüber hinaus können Wurminfektionen, die sich unter anderem durch einen hohen Gesamt-IgE-Spiegel ausweisen, als Ursache für eine Urticaria dienen. Ersteres ist nicht selten, letzteres kommt in unseren Breiten kaum vor.
Serum IgG-Autoantikörper gerichtet gegen die α-Kette des FcεRI-Rezeptors wurden als Marker und pathogenetischer Faktor bei etwa einem Drittel der chronischen Urticaria-Patienten gefunden (1).
Als Ursache der Urticaria wird meist eine Nahrungsmittel-Allergie angenommen. Die echte Nahrungsmittel-Allergie als Ursache der Urticaria ist jedoch extrem selten. Insgesamt fanden wir bei knapp 400 untersuchten Urticaria-Patienten einen Zusammenhang zwischen der Urticaria und nicht vertragenen Nahrungsmittel in etwa 10 %, der geringste Teil davon betraf eine echte Nahrungsmittel-Allergie. Viel häufiger sind Patienten, die eine Unverträglichkeit von biogenen Aminen zeigten. Aber auch diese Gruppe umfasst in Summe gesehen nur knapp 10 % (2, 3).

Da die Urticaria das Paradebeispiel einer histaminbedingten Erkrankung ist, ist es sinnvoll, alle Maßnahmen, die den Histamin-Spiegel senken können, zu setzen.
Es ergibt sich daher als sinnvoll, diesen Patienten Nahrungsmittel, die Histamin und andere biogene Amine enthalten, zu verbieten. Dies führt zu einer raschen Senkung des Histamin-Spiegels und, sofern damit die Toleranzschwelle unterschritten wird, auch zu einer Besserung bzw. Abheilung des Krankheitsbildes.

_ Literatur:

1. Fiebiger E, Maurer D, Holub H, Reininger B, Hartmann G, Woisetschläger M, Kinet JP, Stingl G: Serum IgG autoantibodies directed against the a chain of FceRI: a selective marker and pathogenetic factor for a distinct subset of chronic urticaria patients? J Clin Invest 1995; 96:2606–2612.
2. Jarisch R, Beringer K, Hemmer W. Role of food allergy and food intolerance in recurrent urticaria. In: Wüthrich B (Hrsg.): The Atopy Syndrome in the Third Millenium. Curr Probl Dermatol, Basel, Karger, 1999;28:64–73.
3. Pollock I, Murdoch RD, Lessof MH. Plasma histamine and clinical tolerance to infused histamine in normal, atopic and urticarial subjects. Agents Actions 1991;32:359–365.

_ 4.9 Mastozytose (V. Wilken und M. Raithel)

Geschichte der Mastozytose

Die Symptomatik der Mastozytose gilt als Paradebeispiel einer systemischen Histaminintoleranz. Die Kenntnisse über das Krankheitsbild der Mastozytose helfen daher sehr viel beim Verständnis der Histaminintoleranz, weshalb dieses Krankheitsbild genauer erläutert wird. Die Mastozytose wurde erstmals 1869 von E. Nettleship und W. Tay beschrieben unter dem Titel "Seltene Formen von Urtikaria" im British Medical Journal (1). Daher kommt auch ein weiterer, nicht sehr geläufiger Name für Mastozytose, nämlich die Nettleship´sche Krankheit (1). Im Jahre 1877 gelang es dem deutschen Wissenschaftler Paul Ehrlich erstmals Gewebemastzellen zu identifizieren. Er entdeckte damals Zellen im Körper, die voll mit Granula waren. Da er annahm, dass diese Granula durch übermäßige Nahrungsaufnahme entstehen, nannte er solche Zellen Mastzellen (abgeleitet von "jemanden mästen"). Erst 1949 gelang es J. M. Ellis nachzuweisen, das es nicht nur in der Haut zu einer vermehrten Ansammlung von histaminhaltigen Mastzellen kommen kann, sondern dass auch verschiedene innere Organe davon betroffen sein können (= systemische Mastozytose (1)).

Definition

Unter dem Begriff Mastozytose fasst man eine Reihe von Erkrankungen zusammen, die durch eine Proliferation und Akkumulation von Mastzellen in verschiedenen Geweben charakterisiert sind. Mastzellen finden sich in nahezu jedem Organ im Körper, vor allem in der Nähe von Blut- und Lymphgefäßen, Nervenenden und an Haut- und Schleimhautoberflächen. Sie entwickeln sich aus unreifen Vorstufen im Knochenmark und wandern dann ins Gewebe, wo sie ausreifen. In den verschiedenen Geweben differenzieren sie zu den spezialisierten Mastzell-Subtypen aus und unterliegen dann oft lokalen gewebespezifischen Regulationsfaktoren. Alle verschiedenen Mastzell-Subtypen zeigen einen unterschiedlichen Histamingehalt, verschiedene Stimuli und Aktivierungszeichen sowie unterschiedliche Sekretionstypen, was beinhaltet, dass Befunde aus dem einen Gewebe (z. B. Darm) nicht unmittelbar auf andere Mastzelltypen (z. B. Haut) übertragen werden können (2).

Die Mastozytose betrifft beide Geschlechter und kann in jedem Alter auftreten. In ungefähr 55 % der Fälle tritt sie zwischen der Geburt und dem zweiten Lebensjahr auf. In weiteren 10 % entwickeln sich Symptome zwischen dem zweiten und 15. Lebensjahr. Bei 35 % manifestiert sich die Erkrankung erst im Erwachsenenalter. Mastzellen produzieren neben dem Histamin viele verschiedene Stoffe, die nicht nur physiologische Funktionen regeln (z. B. Magensäureproduktion), sondern auch entzündliche und immunologische Mechanismen anstoßen und beeinflussen. Sie stehen dabei in strenger Interaktion mit weißen Blutzellen, Bindegewebe, Nervenfasern und den Epithelien. Durch die unten aufgeführten Stimuli (Tab. 22) werden von den Mastzellen u. a. Histamin, Heparin, Tryptase und Zytokine freigesetzt. Diese Stoffe verursachen, aber regulieren auch bis zu einem gewissen Grade, allergische und entzündliche Veränderungen. Sie spielen auch eine Rolle bei der Bildung und Reparatur von Geweben. Als Antwort auf die Mastzellaktivierung wird in der Zelle Arachidonsäure in Prostaglandine (D2) und Leukotriene (C4) gespalten. Letztere führen zu einer Einschränkung des Luftflusses in der Lunge und zur Stimulation der Schleimproduktion, was sich klinisch als Atembeschwerden äußern kann.

Da bei der Mastozytose die Mastzellen zahlenmäßig vermehrt und oft auch unreif sind, sind neben dem Histamin auch noch viele andere dieser Mediatoren stark erhöht und verursachen dadurch Symptome. Die Histaminintoleranz steht deshalb im Vordergrund, weil Mastzellen als Hauptmediator viel Histamin enthalten, weil Histamin physiologischerweise nur einen sehr geringen Konzentrationsbereich im Körper einnimmt und sich bei Überschreiten dieser Schwelle (z. B. Plasma > 0.45 ng/ml x m^2 Körperoberfläche) rasch Symptome einstellen. Zudem werden die Histaminwirkungen über mittlerweile vier verschiedene Histaminrezeptoren rasch auf das Gewebe übertragen (3). Entsprechend der Klassifikation zur Histaminintoleranz (s. Kapitel "Durchfall und weiche Stühle") begründet sich die Histaminintoleranz bei der Mastozytose hauptsächlich auf eine im Stoffwechsel gesteigerte Verfügbarkeit von Histamin. Ob neben diesem dominierenden Histaminintoleranz-Mechanismus bei der Mastozytose noch weitere Störungen eine Rolle spielen, muss im Einzelfall anhand weiterer spezieller Untersuchungen geklärt werden (z. B. Suche nach intestinalen IgE-Antikörpern, Bestimmung der Diaminooxidase und Histamin N-Methyltransferase aus dem Gewebe, bakterielle Dünndarmüberwucherung etc.), denn daraus können sich weitere günstige Therapieprinzipien für den Patienten mit Mastozytose ergeben (Allergenkarenz, Antibiotikabehandlung bei bakterieller Dünndarmüberwucherung etc.). Neben Histamin verursachen aber auch andere Mediatoren (Prostaglandine, Serotonin etc.) ähnliche Symptome, so dass der Arzt herausfinden sollte, welche Mediatoren beim einzelnen Patienten die Hauptrolle an den Beschwerden spielen, denn auch hier gibt es heute verschiedenste Mediatorantagonisten, die therapeutisch mit Erfolg eingesetzt werden können (z. B. Serotonin-, Leukotrien-, Prostaglandinantagonisten (2, 3)). Da Histamin in der Regel bei fast allen Patienten mit systemischer Mastozytose erhöht ist, ist die Behandlung mit Antihistaminika und histaminarmer Diät bei mehr als 90 % aller Patienten erfolgreich.

Einige Mastzellprodukte werden in den Granula der Mastzelle gespeichert, andere werden als Antwort auf eine Stimulation der Mastzellen durch das Immunsystem, Medikamente, chemische, physikalische oder psychische Reize (produziert und) freigesetzt.

Tabelle 22: Wichtige Stimuli von Mastzellen bei Mastozytose
Nahrungs- und Genussmittel (Alkohol, Meerestiere)
Anstrengung, körperliche und psychische Belastung
Physikalische Faktoren (Hitze, Kälte, Sonnenlicht, Druck, Reibung)
Bakterientoxine
Insektengifte (v. a. Bienen- und Wespenstiche)
Arzneimittel (Acetylsalicylsäure, Codein, Morphin, Polymyxin B, Dextrane, Amphotericin B, Heparin, jodhaltige Kontrastmittel)

Stress, psychische Belastung und Östrogene können diesen Effekt noch verstärken (2).

Einteilung der verschiedenen Mastozytoseformen (2)

Die Mastozytose kann eingeteilt werden in Formen, die nur die Haut betreffen, und in solche, bei der auch andere Organe betroffen sind. Wenn bereits ein Organ betroffen ist, können erste Symptome der Histaminintoleranz auftreten, mit zunehmendem Organbefall nimmt die Schwere und Häufigkeit der durch Histamin verursachten Symptome erheblich zu.

Klassifikation der verschiedenen Erkrankungsformen bei Mastozytose

I. Kutane Mastozytose (nur die Haut ist betroffen)
1. Urtikaria pigmentosa (typischer Hautausschlag der Mastozytose)
2. Mastozytom solitär/multipel (Mastzellansammlung auf einen kleinen Bereich der Haut beschränkt)
3. Diffuse kutane Mastozytose (Hautbeteiligung ohne Urtikaria pigmentosa; bei massiver Infiltration der Haut Freisetzung großer Mengen von Mastzellprodukten mit systemischen Symptomen)

II. Systemische Mastozytose mit und ohne Hautbeteiligung (Mastzellinfiltration in mindestens einem inneren Organ, meist Knochenmark, Magen-Darm-Trakt, Leber oder Milz)

III. Mastozytose mit begleitender Bluterkrankung (z. B. Leukämie)

IV. Lymphadenopathische Mastozytose mit Eosinophilie
und ggf. weiteren Blutbild- und Knochenmarksveränderungen (vergrößerte Milz und Lymphknoten mit Mastzellinfiltraten und ein erhöhter Gehalt an Eosinophilen im Blut)

Bezüglich der Pathogenese der Mastozytose spielen Mutationen des Proto-Onkogens c-kit (Tyrosin-Kinase-Rezeptor), der von reifen Mastzellen exprimiert wird, eine große Rolle (5). Der Zusammenhang zwischen c-kit Mutationen und Mastozytose wurde erstmals bei der menschlichen Mastzell-Leukämie-Linie HMC-1 beobachtet. Es wurden dabei zwei Mutationen entdeckt, ob sich daraus neue Therapieoptionen ergeben, bleibt abzuwarten.

Symptomatik der Mastozytose

Die Symptome der Mastozytose sind wesentlich vom Histamin geprägt. Sie können sich jedoch stark von Person zu Person unterscheiden aufgrund der zahlreichen in diesem Buch aufgeführten Einflussfaktoren auf den Histaminstoffwechsel, das Immunsystem (bzw. dessen Regulation), das vegetative Nervensystem und anderen Begleitfaktoren (z. B. Medikamente, Ernährung, Darmflora etc.). Was für den einen Patienten zutrifft gilt noch lange nicht für einen anderen. Die Anzeichen reichen von einfacher Ermüdung und leichtem Krankheitsgefühl bis hin zu einem anaphylaktischen Schock und leukämischen Verlauf (3). Im Laufe der Zeit können sich die Symptome verstärken und immer öfter auftreten. Es kann aber auch zu einer langanhaltenden Verbesserung der Krankheitserscheinungen kommen. Die Art und Schwere der Symptome variiert stark von Person zu Person, aber auch schon von einer Episode bis zur Nächsten. Oft finden sich in dem persönlichen Krankheitsmuster einer Person mit Mastozytose scheinbar völlig zusammenhangslose Symptome, die erst bei genauerer Analyse durch den spezialisierten Arzt erklärbar werden.

Die wichtigsten Symptome können Flush (vorübergehende Rötung der Haut), Juckreiz, Urtikaria (Nesselsucht) und Hautempfindungen wie Prickeln und Brennen beinhalten. Andere Symptome, über die vor allem

Patienten mit systemischer Mastozytose klagen, sind Übelkeit, Erbrechen, Bauchkrämpfe, gelegentliche oder ständige Durchfälle und übermäßige Magensäureproduktion bis hin zu Magen- und Zwölffingerdarmgeschwüren (50 % der Patienten mit systemischer Mastozytose). Des Weiteren können unerklärbare Knochenbrüche, Knochenschwund (Osteoporose), Gelenk- oder Muskelschmerzen, Leber- und/oder Milzvergrößerung, Blasenschmerzen, Herzstolpern oder Herzrasen, niedriger Blutdruck, Kurzatmigkeit, Benommenheit, Müdigkeit, Schwäche, Gewichtsverlust und Atemstörungen bis hin zum Asthma bronchiale vorkommen. Die Krankheit kann auch durch Depression, Gedächtnis- und Konzentrationsstörungen, Kopfschmerzen, Intoleranz gegenüber Hitze, Kälte oder Temperaturänderungen und Ohnmachtsanfälle bis hin zum anaphylaktischen Schock in Erscheinung treten.

Diagnostik der Mastozytose

Wenn es sich um eine Form der Mastozytose mit Hautbefall handelt ist die Diagnose relativ einfach, da die Mastzellinfiltrate in der Haut oft zu typischen rotbraunen Papeln und Flecken und zu Quaddeln führen. Diese Hauterscheinungen lassen sich auch künstlich durch Reiben auf der Haut (sog. Darier-Zeichen) auslösen. Dabei kommt es durch Reiben der Haut an den betroffenen Stellen zu Rötung, Schwellung, Juckreiz und Blasenbildung. Eine definitive Diagnose gelingt durch eine Hautbiopsie (Probeentnahme) der Betroffenen (2, 3).

Zum Nachweis einer systemischen Mastozytose muss man in mindestens einem extrakutanen Organ Mastzellinfiltrate nachweisen (2, 3). Dazu bieten sich eine Ultraschalluntersuchung des Bauchraumes (ggf. mit Leberpunktion), eine Röntgenaufnahme des Brustkorbs, Biopsien aus dem Gastrointestinaltrakt im Rahmen einer Magen- und Darmspiegelung und auch eine Knochenmarksbiopsie (Beckenkamm) an. Ohne den Nachweis einer histologischen Mastzellvermehrung in einem dieser Gewebe kann eine Mastozytose nicht diagnostiziert werden. Manchmal müssen auch ganz seltene Organlokalisationen abgesucht werden (z. B. tiefer Dünndarm, Schilddrüse etc.).

Außerdem sollten Blutuntersuchungen stattfinden, wobei man die Elektrolyte, die Leberenzyme, Knochenstoffwechselparameter,

Lymphommarker, Plasmahistamin und vor allem die Tryptase im Serum bestimmen sollte. Die Tryptase ist eine Protease, die praktisch nur in Mastzellen gebildet wird. Eine Erhöhung dieser Tryptase im Serum deutet sehr stark auf eine systemische Mastozytose hin. Die Tryptase ist auch sehr gut zur Verlaufskontrolle bei Urtikaria pigmentosa geeignet, da ein Anstieg dieses mastzellspezifischen Mediators meist einen Übergang in eine systemische Form anzeigt. Ein weiterer einfacher, aber sehr wichtiger Untersuchungsparameter ist das Methylhistamin (= stabiles Abbauprodukt des Histamins) im Urin. Bei Personen mit systemischer Mastozytose war das Methylhistamin im Urin in allen Fällen deutlich erhöht (100 %), Histamin im Urin in 85 % erhöht und die Mastzelltryptase im Serum bei ca. 90 % der Patienten signifikant über dem Normalwert (6). Insofern bietet sich auch hier – ähnlich wie bei den gastrointestinal vermittelten Allergieformen – das Methylhistamin als stabiler Stoffwechselparameter für eine gezielte Diagnostik an. Wichtig ist dabei, dass eine Standardisierung des Methylhistamins auf die Nierenfunktion und Körpergröße stattfindet, damit verschiedene Altersklassen, verschiedene Gewichtsklassen und das Geschlecht adäquat mit berücksichtigt werden können (z. B. Labor Buchwald/Schultis, Weiden/Opf. Deutschland (7)). Unter Berücksichtigung dieser Vorgehensweise (Normalwert < 6.5 µg Methylhistamin/mmol Kreatinin x m^2 Körperoberfläche) zeigt die Mastozytose eine mehrfach (3–10fach) erhöhte Methylhistaminausscheidung (6). Eine weitere vielversprechende Diagnosemethode wird der Nachweis der c-kit Mutation im Blut sein.

In absehbarer Zeit wird es möglich sein, die genetische Basis für die Entwicklung der Mastozytose aus einer Blutprobe festzustellen. Die Standarddiagnostik sollte heute auch ein EKG, eine Lungenfunktion und eine Knochendichtemessung und bei Knochenschmerzen ggf. auch eine Skelettszintigraphie beinhalten, da die Mastozytose in bis zu 40 % der Fälle auch mit Osteoporose einhergeht.

Behandlung der Mastozytose

Da es bis jetzt noch keine Heilung für Mastozytose gibt, zielt die Behandlung derzeit darauf ab, die Freisetzung von Mastzellprodukten zu reduzieren (stimulierte Mastzellsekretion) und die Effekte der unvermeidbar, spontan schon abgegebenen Mastzellsubstanzen (basale Mastzellsekretion) zu verringern. Die wichtigste Maßnahme ist daher das Vermeiden von Faktoren, die bekannt dafür sind, bei einem individuellen Patienten eine Reaktion auszulösen, wie z. B. Medikamente, Nahrungsmittel, Insektengifte, aber auch bestimmte physikalische und psychische Belastungen (s. Tabelle 22).

Gerade Abb. 12 zeigt, dass Patienten mit Mastozytose aufgrund ihrer vielen, oft noch unreifen Mastzellen, auch auf psychische Reize degranulieren können. Denn im Gegensatz zu gesunden Personen und Personen mit Nahrungsmittelallergie fanden sich bei der Mastozytose unter standardisierten Histaminprovokationstests auf Intensivstation mit Placebo (Pfefferminztee) nicht nur eine erhöhte Rate an objektiv sichtbaren Symptomen (Flush, Unruhe, Tachykardie), sondern auch objektiv messbare Erhöhungen des Plasmahistaminverlaufes. Anscheinend werden durch die Testsituation bei der Mastozytose solche Neurotransmitter freigesetzt, die aus den proliferierenden unreifen Mastzellen verstärkt Histamin freisetzen können. Die gesunde und allergische Kontrollgruppe, die denselben Testbedingungen unterzogen wurde, zeigt demgegenüber eine sehr streng einregulierte Mastzellsekretion, die auf den psychischen Stimulus „Testsituation auf Intensivstation" nicht reagierte (Abb. 12). Diese ersten objektiven Befunde zur Histaminfreisetzungsreaktion durch psychische Belastung erklären tatsächlich viele Berichte von Mastozytosepatienten, die unter Stress, Aufregung oder bei psychischer Belastung verstärkt oben aufgeführte Symptome und diejenigen einer Histaminintoleranz erlebt haben. Als mögliche therapeutische Abhilfe hat sich hierbei neben der Gabe von (älteren, beruhigend wirkenden) Antihistaminika die bedarfsweise oder zweimal wöchentliche Einnahme von niedrig dosierten Schlafmitteln (sog. Benzodiazepine, z. B. abends 1.5–3 mg Bromazepam, 2.5–5 mg Oxazepam) herausgestellt, da Mastzellen auch solche Rezeptoren für diese Schlafmittel (Benzodiazepinrezeptoren) tragen. Dadurch kann der auf die Mastzellen einfließende nervliche Stimulus gut blockiert werden, ohne dass bei diesen Dosierungen schon auf das übrige zentrale Nervensystem schlafmittelähnliche Wirkungen überwiegen.

Abbildung 12: Verlauf der standardisierten Histaminprovokation (75 mg oral) bei Personen mit Mastozytose und Kontrollen

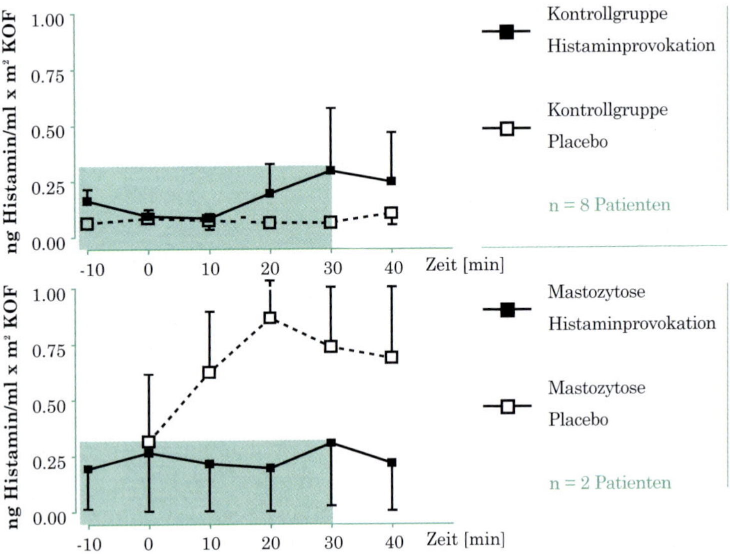

Aufgrund der Bedeutung der Histaminintoleranz gelten bei der Mastozytose als weitere wichtige Medikamente die sog. H1-Rezeptorenblocker (z. B. Diphenhydramin, Fexofenadine, Desloratadin), um z. B. die Hautsymptome, die Gefäßerweiterungen und die Schleimsekretion zu vermindern. Magenbeschwerden sprechen dagegen gut auf H2-Rezeptorenblocker (z. B. Ranitidin, Famotidin) an. Für beide Substanzgruppen gilt jedoch, dass sie oft höher als bei üblichen Allergien gegeben werden müssen, denn die Menge des freigesetzten Histamins übersteigt oft ein Vielfaches von normalen Gewebs- und Blutspiegeln (z. B. 3 mal 5 mg Desloratadin).

Wenn bei bestimmten Patienten die Freisetzung von Prostaglandinen im Vordergrund steht, kann paradoxerweise auch Acetylsalicylsäure (z. B. ASS, Aspirin) helfen, was bei anderen Patienten zu schweren Symptomen führen kann. Durch Blockade der Prostaglandinproduktion wird die Flush-Symptomatik und die Benommenheit gebessert. Da

Acetylsalicylsäure auch schwere Reaktionen, wie Atemnot, hervorrufen kann, empfiehlt es sich vorher einen Test auf Salicylatintoleranz durchführen zu lassen (8) und ggf. dann niedrigst dosiert und unter ärztlicher Überwachung, liegender Infusion und vorbereiteten Notfallmedikamenten die Acetylsalicylsäure auszutesten.

Eine weitere wichtige Substanz ist die Cromoglycinsäure (z. B. in Deutschland Colimune, Pentatop). Dabei handelt es sich wie beim Ketotifen um einen sogenannten Mastzellstabilisator, der oft sehr effektiv die Magen-Darmmastzellen blockiert (s. a. Kapitel Durchfälle und weicher Stuhl).

Bei Hautsymptomen kann auch eine PUVA-Therapie gute Erfolge bringen. Dabei bekommt der Patient eine Substanz (Psoralen) zum Schlucken oder Einreiben, welche die Haut lichtempfindlicher macht. Danach wird die Haut mit UVA bestrahlt, welches die Degranulation der Mastzellen in der Haut günstig beeinflussen kann (9). Bei schweren Symptomen, die auf die oben genannten Maßnahmen nicht ansprechen oder bei Patienten mit anaphylaktischen Reaktionen kann der Einsatz von systemischen Steroiden, Cyclosporin oder Interferon sinnvoll sein (10), wobei diese Therapieentscheidungen von spezialisierten Ärzten getroffen werden sollten. Interessanterweise greifen aber diese drei selteneren Therapiealternativen auch alle in den Histamin- und Mastzellstoffwechsel ein.

Patienten mit Mastozytose sollten heute immer über die potenzielle Möglichkeit auftretender Schocks aufgeklärt werden und immer ein sog. Notfallset bei sich haben. Dieses sollte H1- und H2-Rezeptorenblocker enthalten, Steroide und Epinephrin und dient dazu eine beginnende anaphylaktische Reaktion zu verhindern oder abzuschwächen. Dazu gehört es auch, die Angehörigen des Patienten über die Anwendung dieser Substanzen im Notfall zu schulen.

Prognose der Mastozytose

Abgesehen von den seltenen schweren Verläufen mit einer Lymphomprogression (Lymphommarker) ist es sehr schwer, den individuellen Verlauf der Mastozytose vorherzusagen. Wenn die Krankheit auf die Haut beschränkt ist, können sich die Symptome bessern oder ganz verschwinden, aber genauso gut kann sie fortschreiten und in eine systemische Form übergehen. Bei ungefähr der Hälfte der betroffenen

Kinder mit Urtikaria pigmentosa verschwinden die Symptome mit oder nach der Pubertät vollständig. Der Rest erfährt eine deutliche Reduktion der Symptome. Nur bei einem kleinen Teil der Kinder persistiert die Erkrankung und geht dann meist in eine systemische Form über. Bei einer im Erwachsenenalter diagnostizierten systemischen Mastozytose können die Symptome über viele Jahre konstant bleiben oder nur ganz gering fortschreiten, aber genauso gut können sie sich plötzlich akut verschlechtern oder sogar permanent verschlimmern.

_ Literatur

1. Ellis JM. Urticaria pigmentosa: a report of a case with autopsy. Arch Pathol 1949; 48: 426 – 435
2. L. Escribano · C. Akin · M. Castells · A. Orfao ·D. D. Metcalfe Mastocytosis: current con-cepts in diagnosis and treatment Ann Hematol (2002) 81:677-690
3. Metcalfe, DD. The mastocytosis syndrome. Dermatology in Internal Medicine, 5th Ed, Fitzpatrick, (Ed), 1999. p.1902
4. Thurmond RL. Histamine H4 receptor function in mast cells and eosinophils. XXXII An-nual Meeting of the European Histamine Research Society 2003; Abstracts book: 63
5. Furitsu, T, Tsujimura, T, Tono, T, et al. Identification of mutations in the coding sequence of the proto-oncogene c-kit in a human mast cell leukemia cell line causing ligand-independent activation of c-kit product. J Clin Invest 1993; 92:1736
6. Strehfeld Th, Weidenhiller M, Winterkamp S, Schwab D, Schuppan D, Hahn EG, Raithel M. Analysis of urine and serum granulocyte mediator production in patients with masto-cytosis. Gastroenterlology 2001, 120: A 281
7. Winterkamp S, Weidenhiller M, Wilken V, Donhauser N, Schultis HW, Buchholz F, Hahn EG, Raithel M. Standardised evaluation of urinary excretion of N-tele-methylhistamine in different periods of age in a healthy population. Infl Res 2003; 52: S57 - S58
8. Schäfer D, Schmid M, Gode UC, Baenkler HW. Dynamics of eicosanoids in peripheral blood cells during bronchial provocation in aspirin-intolerant asthmatics. Eur Respir J 1999; 13(3): 638 – 646
9. Godt, O, Proksch, E, Streit, V, Christophers, E. Short- and long-term effectiveness of oral and bath PUVA therapy in urticaria pigmentosa and systemic mastocytosis. Dermatology 1997; 195:35
10. Kluin-Nelemans, HC, Jansen, JH, Breukelman, H, et al. Response to interferon alfa-2b in a patient with systemic mastocytosis. N Engl J Med 1992; 326:619

_ Supplement

Butterfield, JH. Response of severe systemic mastocytosis to interferon alpha. Br J Dermatol 1998; 138:489.

Friedman, BS, Metcalfe, DD. Effects of tixocortol pivalate on gastrointestinal disease in systemic mastocytosis: a preliminary study. Clin Exp Allergy 1991; 21:183

Metcalfe, DD. The mastocytosis syndrome. Dermatology in Internal Medicine, 5th Ed, Fitzpatrick, (Ed), 1999. p.1902

Echtenacher, B, Mannel, DN, Hultner, L. Critical protective role of mast cells in a model of acute septic peritonitis. Nature 1996; 381:75.

Wilken V, Backhaus B, Nabe A, Weidenhiller M, Maiss J, Naegel A, Konturek P, Hahn EG, Raithel M, Mast cell tryptase in sera of patients with Crohn´s disease and mastocytosis

Galli, SJ, Tsai, M, Wershil, BK. The c-kit receptor, stem cell factor, and mast cells. What each is teaching us about the others. Am J Pathol 1993; 142:965

Castells, MC, Friend, DS, Bunnell, CA, et al. The presence of membrane-bound stem cell factor on highly immature nonmetachromatic mast cells in the peripheral blood of a patient with aggressive systemic mastocytosis. J Allergy Clin Immunol 1996; 98:831

5. Medikamenten-Unverträglichkeit

5.1 Medikamenten-Allergie

Unverträglichkeitsreaktionen von Medikamenten äußern sich meistens in Hautausschlägen. Diese Hautausschläge können ein mannigfaltiges Bild zeigen und sind nur vom Dermatologen (Hautarzt) eindeutig zu diagnostizieren. Bei Auftreten von Nesselausschlägen nach Medikamenten-Einnahmen wird meist an eine sogenannte Typ I-Allergie gedacht. In manchen Fällen zeigt jedoch die nachfolgende Testung, dass weder im Bluttest noch im Hauttest ein Nachweis einer vorliegenden IgE-Antikörper-mediierten Allergie geführt werden kann. In diesen Fällen sollte an eine Histamin-Wirkung gedacht werden. Darüber hinaus besteht naturgemäß auch die Möglichkeit, dass neben der Allergie auch eine Histamin-Abbaustörung gleichzeitig vorliegt. Dies ist insbesondere zu bedenken, wenn die allergische Reaktion nach der Einnahme eines Medikamentes dramatische Ausmaße angenommen hat.

In diesem Zusammenhang ist von besonderer Bedeutung, dass es Medikamente gibt, die Hemmer der Diaminooxidase sind, das heißt, die Einnahme dieser Medikamente kann zu einem späteren Zeitpunkt zu allergischen oder allergieähnlichen Symptomen führen, wobei paradoxerweise manche dieser Medikamente für Erkrankungen eingesetzt werden, die sie eigentlich bekämpfen sollten.

So gibt es eine Reihe von Medikamenten, die im Rahmen einer obstruktiven Bronchitis oder eines Asthmas eingesetzt werden, die eigentlich ein Hemmer der Diaminooxidase sein können und somit eine allfällige Histamin-Belastung und Verschlechterung der Symptome zulassen. So gibt es weiters Medikamente, die gegen Herzrhythmusstörungen eingesetzt werden, die Hemmer der Diaminooxidase sein können und somit, falls die Herzrhythmusstörungen durch Histamin ausgelöst sind, das

Krankheitsbild nur verschlimmern können. Die stärksten Hemmer der Diaminooxidase sind in der Tabelle 23 angeführt.

Fallbericht:

Ein Patient bekam wegen Herzarrhythmien Antiarrhythmika, die seine Problematik nicht nur nicht verbesserten, sondern eher verschlechterten. Nach Absetzen dieses Medikamentes, das ein Hemmer der DAO ist, und gleichzeitigem Meiden von histaminhaltigen Speisen bzw. Speisen, die andere biogene Amine enthalten, wurde der Patient beschwerdefrei.

_ Literatur:

1. Sattler J, Lorenz W. Intestinal diamine oxidases and enteral-induced histaminosis: studies on three prognostic variables in an epidemiological model. J Neural Transm 1990;32 (Suppl):291–314.

Tabelle 23

Medikamente, die das histaminabbauende Enzym Diaminooxidase blockieren. Patienten, die mit den angeführten Medikamenten behandelt werden, sollten histaminhaltige Speisen meiden, da Histamin aufgrund der Diaminooxidasehemmung nicht genügend abgebaut werden kann. Alimentäres Histamin könnte deshalb Cephalea, Rhinitis, Urticaria, Diarrhoe, Hypotension, kardiale Arrhythmie oder Asthma bronchiale auslösen.

TOP 11 der meistverkauften DAO - Blocker:

ACETYLCYSTEIN:	z. B.: Aeromuc, Pulmovent
AMBROXOL:	z. B.: Ambrobene, Ambroxol, Broxol, Mucosolvan, Mucospas
AMINOPHYLLIN:	z. B.: Euphyllin, Mundiphyllin, Myocardon
AMITRIPTYLIN:	z. B.: Saroten, Tryptizol, Limbritol
CHLOROQUIN:	z. B.: Resochin
CLAVULANSÄURE:	z. B.: Augmentin
ISONIAZID:	z. B.: Myambutol+INH, Rifoldin+INH, Rimactan+INH
METAMIZOL:	z. B.: Buscopan comp., Inalgon, Novalgin
METOCLOPRAMID:	z. B.: Ceolat comp., Paspertase, Paspertin
PROPAFENON:	z. B.: Rhythmocor, Rytmonorma
VERAPAMIL:	z. B.: Isoptin

5.2 Unverträglichkeit von entzündungshemmenden und schmerzhemmenden Medikamenten

So genannte Antirheumatika, also entzündungs- und schmerzhemmende Medikamente können bei allergischen Personen zusätzlich Histamin freisetzen, so dass es hier zu einer verstärkten Histamin-Wirkung kommen kann. (Tab. 24) Besonders bei Patienten mit Heuschnupfen, aber auch allergischem Asthma bronchiale ist diese Reaktion zu bedenken, so dass einerseits die Medikamente entweder nicht gegeben werden sollten oder nur unter gleichzeitiger Gabe von H1-Rezeptorenblockern.

Allerdings gibt es auch antiinflammatorische Medikamente, die die allergenspezifische Histamin-Freisetzung bei Allergikern hemmen und somit speziell für Allergiker geeignet sind. (Tab. 25)

Literatur:

1. Wojnar RJ, Hearn MS, Starkweather MS. Augmentation of allergic histamine release from human leukocytes by nonsteroidal anti-inflammatory analgesic agents. J Allergy Clin Immunol 1980;66:37–45.

Tabelle 24

Antiinflammatorische/analgetische Medikamente, die die allergenspezifische Histaminfreisetzung bei Allergikern steigern:

Wirksubstanz	Beispiele
Meclofenaminsäure	Meclomen
Mefenaminsäure	Parkemed
Diclofenac	Dedolor Deflamat Diclo B Diclobene Diclomelan Diclostad Diclovit Dolo-Neurobion Fenaren Magluphen Neodolpasse Neurofenac Tratul Voltaren

Wirksubstanz	Beispiele
Indometacin	Flexidin
	Indobene
	Indocid
	Indohexal
	Indomelan
	Indometacin
	Indoptol
	Luiflex
	Ralicid
Flurbiprofen	Froben
Naproxen	Naprobene
	Nycopren
	Proxen
Ketoprofen	Keprodol
	Profenid
Acetylsalicylsäure	Aspirin

Tabelle 25: Antiinflammatorische Medikamente, die die allergenspezifische Histaminfreisetzung bei Allergikern hemmen:

Wirksubstanz	Beispiele
Fenbufen	Lederfen
Levamisol	Ergamisol
Ibuprofen	Avallone
	Brufen
	Dismenol Neu
	Dolgit
	Ibudol
	Ibupron
	Kratalgin
	Nurofen
	Tabcin
	Ubumetin
	Urem

5.3 Kontrastmittel-Allergie („Jodallergie“)

Die Kontrastmittel-Unverträglichkeit wird fälschlicherweise als Allergie und, da Kontrastmittel Jod enthalten, fälschlicherweise fast immer als Jod-Allergie bezeichnet. Dies führt dazu, dass Patienten, die davon wissen, dem nächstbehandelnden Arzt mitteilen, dass sie jodallergisch sind. Nun ist aber Jod für die Schilddrüse wichtig, was bedeutet, dass eine echte Jod-Allergie für den Patienten und insbesondere für seine Schilddrüse unangenehme Folgen haben würde.
Tatsache ist, dass Jod als Lokaltherapeutikum durchaus in seltenen Fällen kontaktallergische Reaktionen auslösen kann.

Wir wollen uns hier jedoch mit der Unverträglichkeit von Kontrastmittel auseinandersetzen. Diese werden für nichtionische Kontrastmittel bei 5 % und bei ionischen Kontrastmittel in bis zu 30 % der Untersuchten angegeben (1). Als Ursache wird die Aktivierung des Komplementgerinnungs- und Kallikrein-Systems angenommen, echt allergische Reaktionen sind eine Seltenheit. Da die Kontrastmittel-Unverträglichkeit durch eine Prämedikation mit H1- und H2-Rezeptorenblockern weitgehend vollständig unterdrückt werden kann, spricht dies dafür, dass die Hauptursache der Kontrastmittel-Unverträglichkeit eine Histaminfreisetzung bzw. Unmöglichkeit, das freigesetzte Histamin abzubauen, ist.

Was bedeutet das nun für den Patienten bzw. für den Radiologen? Für den Patienten ist es naturgemäß wichtig über eine allfällige Histamin-Intoleranz Bescheid zu wissen und diese dem Arzt auch mitzuteilen. Darüber hinaus ist das Einhalten einer histaminfreien Diät 24 Stunden vor der Untersuchung zur Minimierung der Histamin-Belastung sinnvoll. Im Falle einer Histamin-Intoleranz ist mit dem Radiologen Rücksprache bezüglich entsprechender Prämedikation durch H1- und H2-Rezeptorenblocker zu halten. Für den Radiologen bedeutet dies, dass insbesondere Patienten mit Histamin-Intoleranz, aber auch Allergiker, die durch ihr Allergen belastet sind, also Pollenallergiker saisonal und Hausstaubmilben-Allergiker perennial, ein erhöhtes Risiko aufweisen und somit eine Prämedikation aus Sicherheitsgründen durchführen sollten.

_ Literatur:

1. Bircher AJ. Arzneimittelallergie und Haut. Risikofaktoren - Klinik - Diagnostik - Therapie. Stuttgart, New York, Thieme, 1996.
2. Cohan RH, Ellis JH, Dunnick NR. Use of low-osmolar agents and premedication to reduce the frequency of adverse reactions to radiographic contrast media: a survey of the Society of Uroradiology. Radiology 1995;194:357.
3. Dyper R, Cohan RH. What is the risk of reaction on repeated exposure to contrast material, and how should the patient be premedicated? Am J Roentgenol 1995;165:1543.
4. Ellis JH, Cohan RH, Sonnad SS, Cohan NS. Selective use of radiographic low-osmolality contrast media in the 1990s. Radiology 1996;200:297.
5. Halpern JD, Hopper KD, Aredondo MG, Trautlein JJ. Patient allergies: role in selective use of nonionic contrast material. Radiology 1996;199:359.
6. Lang DM, Alpern MB, Visintainer PF, Smith ST (1995) Gender risk for anaphylactoid reaction to radiographic contrast media. J Allergy Clin Immunol 95: 813-817
7. Lasser EC, Berry CC, Mishkin MM, et al. Pretreatment with corticosteroids to prevent adverse reactions to nonionic contrast media. Am J Roentgenol 1994;162:523.
8. Porri F, Vervloet D. Reactions to iodinated contrast media. Allerg Immunol Paris 1994;26:374.
9. Ramesh S, Reisman RE. Noncardiogenic pulmonary edema due to radiocontrast media. Ann Allergy Asthma Immunol 1995;75:308.
10. Smith DC, Taylor FC, McKinnley JM. Dimenhyrinate pretreatment in patients receiving intra-arterial ioxaglate: effect on nausea and vomiting. Can Assoc Radiol J 1995;46:449.
11. White Mediiaceja VL, Alfonso Fernandez LA, Ginard Cabanas A, Gomez Echevarria AH. Premedication for the prevention of adverse reactions to ionic iodized contrast media. Comparative study. Rev Alerg Mex 1995;42:45.
12. Wittbrodt ET, Spinler SA. Prevention of anaphylactoid reactions in high-risk patients receiving radiographic contrast media. Ann Pharmacother 1994;28:236.

6. Chirurgische und zahnärztliche Operationen

_ 6.1 Kollaps beim Zahnarzt

Niemand geht gern zum Zahnarzt, nicht nur aus Zeitgründen, sondern weil der Zahnarzt meist weh tut. Um dies zu verhindern, wird gerechtfertigtermaßen großzügig eine Schmerzbetäubung durch Lokalanästhetika durchgeführt. Und nun kommt es immer wieder vor, dass Patienten nach dieser Injektion einen Kreislaufkollaps erleiden und ohnmächtig werden. Nun wird dies meist dem Lokalanästhetikum zugeschoben und eine Allergie auf Lokalanästhetika vermutet. Die allergische Reaktion auf Lokalanästhetika ist grundsätzlich möglich aber selten. Viel häufiger ist eine Histamin-Wirkung im Rahmen der Zahnbehandlung.

Früher saßen die Patienten im Zahnarztstuhl wie in einem normalen Stuhl, das heißt, der Kopf war oben, und die Beine waren unten, und man weiß, dass durch Angst vermehrt Histamin freigesetzt wird und es insbesondere zu einem starken Histamin-Anstieg kommt, wenn zur Angst auch Schmerzen kommen. Handelt es sich bei dem behandelten Patienten nun um einen Histamin-Intoleranten, so wird das freigesetzte Histamin nicht genügend abgebaut. Dieses führt wiederum zu einer Gefäßerweiterung, die Gefäßerweiterung führt zu Blutdruckabfall und Kollaps.

Die modernen Zahnärzte haben diesem Umstand daher Rechnung getragen und behandeln ihre Patienten meist liegend, manchmal ist sogar der Kopf tiefer als die Beine. Bei diesen Ärzten treten die Kollapszustände daher selten oder nie auf.

In diesem Zusammenhang ist auch festzuhalten, dass nicht nur operative Eingriffe beim Zahnarzt, sondern dass operative Eingriffe ganz allgemein zu einer Histamin-Freisetzung führen. Das heißt, in dem Augenblick, in dem der Chirurg das Skalpell einsetzt, kommt es zu einer Histamin-Freisetzung.

Aus dem Gesagten läßt sich für den Patienten bzw. für den Zahnarzt folgende Schlussfolgerung formulieren:

Angst und Schmerz führen zu einer vermehrten Histaminfreisetzung und somit Kollapsgefahr. Angst lässt sich z. B. durch autogenes Training in den Griff bekommen. Manchen Menschen gelingt es auch, das Problem rational so zu verabeiten, dass keine Angst entsteht (klassisches Beispiel Nicki Lauda, der es immer wieder versteht, Probleme so lange zu analysieren, bis alle Fakten so klar vorliegen, so dass durch Kenntnisse aller Details keine Angst mehr aufkommt). Angst entsteht ja meistens dann, wenn man nicht weiß, was auf einen zukommt.

Darüber hinaus kann der Patient durch ein Gespräch mit dem Zahnarzt frühzeitig darauf hinweisen, dass bei Auftreten von Schmerzen die Gabe eines Lokalanästhetikums erwünscht wird. Sollte der Patient wissen, dass er Histamin-intolerant ist, so soll er dieses einerseits dem Zahnarzt sagen, andererseits durch eine entsprechende Prämedikation mit einem H1-Rezeptorenblocker selbst dafür sorgen, dass Histamin-Wirkungen blockiert werden. Es versteht sich von selbst, dass die Einnahme von Speisen, die biogene Amine enthalten, 24 Stunden vor einem Zahnarztbesuch zu meiden sind.

Aus der Sicht des Zahnarztes bedeutet es, dass die Möglichkeit den Patienten liegend oder mit Kopftieflage zu behandeln, das Risiko eines hypovolämischen Schocks minimiert. Darüber hinaus sollte der Zahn-

arzt, speziell wenn es sich um einen weiblichen Patienten im Alter von etwa 40 Jahren handelt, darauf vorbereitet sein, dass hier ein erhöhtes Risiko für Histamin-Intoleranz besteht, und der Zahnarzt sollte durch gezielte Fragen versuchen, eine Bestätigung seiner Verdachtsdiagnose zu bekommen. Hier könnte der Zahnarzt von sich aus tätig werden, indem er dem Patienten einen H1-Rezeptorenblocker vor der Behandlung verabreicht. Da die modernen H1-Rezeptorenblocker auch oral sehr schnell wirksam sind, sollte dies somit kein Problem darstellen.
Bei anamnestisch unklaren Zwischenfällen nach Lokalanästhetika-Behandlungen wäre auf jeden Fall der allergologisch tätige Facharzt heranzuziehen, der dann das fragliche Lokalanästhetikum im Hauttest ermitteln kann oder aber ein anderes Lokalanästhetikum vortesten kann, um dessen Sicherheit vor dem zahnärztlichen Eingriff festzustellen.

_ 6.2 Chirurgische Operationen

Im Rahmen von chirurgischen Operationen ist der Anästhesist immer wieder mit Blutdruckabfall und Atemproblemen konfrontiert. Oft trifft es den Anästhesisten unvorbereitet, weil anamnestisch über diesbezügliche Erkrankungen nichts bekannt war. Nun muss man wissen, dass Histamin durch dramatische Ereignisse erhöht freigesetzt wird, das heißt, jeder Schlag auf den Körper, jeder Unfall, jede Unfallverletzung, aber auch das Ansetzen des Skalpells am Beginn eines operativen Eingriffes führt zu einer erhöhten Histamin-Freisetzung. Ist der Patient nun Histamin-intolerant, so kann das vermehrt freigesetzte Histamin zu Blutdruckabfall und/oder Atemstörungen führen. Es ist daher die Antihistaminika-Prämedikation (Gabe von H1-Rezeptorenblockern) vor der Operation absolut zu empfehlen. Zu diesem Thema gibt es eine kürzlich veröffentlichte Studie im Lancet, die ganz deutlich nachweist, dass das perioperative Risiko (also das Risiko während einer Operation) mit einer Antihistaminika-Prämedikation deutlich reduziert wird.
Aus dem Gesagten geht hervor, dass nicht nur die allgemein gestellte Frage nach einer stattgehabten Allergie, die vom Anästhesisten bzw. Internisten vor der Operation gestellt wird, letztlich von Bedeutung ist, sondern die Frage nach einer Histamin-Intoleranz. Leider wird insbesondere die letzte Frage fast immer vergessen, obwohl sie von enormer Wichtigkeit sein kann. Es ist ja so, dass der zu operierende Patient im

Operationssaal weder Hausstaubmilben noch Pollen noch Tierhaaren ausgesetzt ist, sondern dass er die Histamin-Intoleranz immer „mit sich trägt" und auf entsprechende Histamin-Belastungen entsprechend reagiert.

Der *Rat für den untersuchenden Arzt* ist daher, nicht nur die Frage nach einer allfälligen Allergie, sondern auch nach einer Histamin-Abbaustörung zu stellen.

Der *Rat für den zu behandelnden Patienten* vor einer Operation ist daher eine Prämedikation mittels H1-Rezeptorenblocker idealerweise abgesprochen mit dem Operateur.

_ Literatur:

1. Lorenz W, Duda D, Junginger T, et al. Incidence and clinical importance of perioperative histamine release: randomised study of volume loading and antihistamines after induction of anaesthesia. Lancet 1994;343:933.

7. Histamin-Intoleranz bei Frauen

_ 7.1 Dysmenorrhoe (Regelbeschwerden)

Es gibt Frauen, die am ersten Tag der Regel über starke krampfartige Schmerzen klagen (Dysmenorrhoe), welche durch übliche schmerzunterdrückende Medikamente nicht beeinflussbar sind. Wenn man nun bedenkt, dass im Rahmen der Regel der Uterus (Gebärmutter) kontrahiert wird, dann ist es durchaus plausibel, dass die Auslösung dieses Uterus-Krampfes Histamin-bedingt sein könnte. Diese Hypothese (Vermutung) wird untermauert durch die klinische Beobachtung, dass die Gabe eines H1-Rezeptorenblockers am ersten Tag der Regel die Schmerzen verhindern kann. Schmerzen, die an den folgenden Tagen bei Regelbeschwerden auftreten, sollten allerdings wieder mit normalen Schmerzmitteln behandelt werden.

Die Dysmenorrhoe betrifft über 50 % aller menstruierenden Frauen und führt in 10 bis 15 % der Fälle zu schwerer körperlicher Beeinträchtigung (Dysmenorrhoe Grad 3 mit stark eingeschränkter Aktivität, schlechtem Ansprechen auf analgetische Therapie und begleitenden Symptomen wie Kopfschmerzen, Müdigkeit, Erbrechen und Diarrhoe).

Als Ursache der primären Dysmenorrhoe wird eine gesteigerte oder abnorme uterine Aktivität und verminderte uterine Durchblutung angenommen, welche durch vermehrte Konzentrationen von Prostaglandin F2α und Vasopressin verursacht wird (3,7). Die sekundäre Dysmenorrhoe hingegen wird durch verschiedene pathologische Veränderungen des kleinen Beckens, wie Endometriose, Adenomyome, Polyposis, Pelvic inflammatory disease, Stenosen der Cervix uteri, Ovarialzysten, Adhaesionen und uterine Malformationen, verursacht.

Das Charakteristikum der primären Dysmenorrhoe ist das Fehlen ursächlicher pathologischer Veränderungen des kleinen Beckens und der Beginn mit oder kurz nach Einsetzen der Menarche. Der menstruelle Schmerz setzt am ersten Tag der Menses ein und kann 48 bis 72 Stunden dauern. Als Ursache der primären Dysmenorrhoe wurde bisher ein erhöhter Prostaglandin F2α- und Vasopressinspiegel angenommen. Wir vermuten jedoch, dass Histamin durch Aktivierung uteriner H1-Rezeptoren wesentlich an der gesteigerten Uteruskontraktilität bei Dysmenorrhoe beteiligt ist.

Vasopressin sowie Prostaglandin F2α gelten als effektive uterine Stimulantien, die eine gesteigerte Uteruskontraktilität und damit reduzierten Blutfluss und Schmerzen hervorrufen können (Prostaglandinbestimmungen im Endometrium, im Menstrualblut und im Plasma von Dysmenorrhoe-Patientinnen zeigten deutlich erhöhte Werte).

Epidemiologische Studien untersuchten weiters Ernährungs-, Trink- und Rauchgewohnheiten sowie Zyklusfaktoren als mögliche Risikofaktoren der Dysmenorrhoe:
In der Literatur findet sich ein *erhöhtes Risiko für Dysmenorrhoe* bei Konsum von Ei und Käse, bei Raucherinnen, früher Menarche, starker langer Regelblutung und Intrauterinpessare.
Ein *vermindertes Risiko für Dysmenorrhoe* findet sich beim Konsum mehrfach ungesättigter Fettsäuren, überraschenderweise bei starkem Alkoholkonsum, bekannterweise bei oralen Kontrazeptiva (die auch als Therapie der Dysmenorrhoe verwendet werden) und nach Geburten.

Die stark kontraktile Wirkung von Histamin auf das Myometrium wurde zwar schon oftmals diskutiert (1, 2, 5), aber nie in einen möglichen Zusammenhang mit der Pathogenese der Dysmenorrhoe gebracht. Auch die zyklusbedingte Reagibilität von Mastzellen und deren Histaminrelease wurde schon in einigen Studien untersucht. Anhand von Tierversuchen mit Ratten zeigte sich eine durch Östradiol mediierte Vermehrung des uterinen Histamingehalts und Steigerung der Uteruskontraktilität, was auf eine Modulation myometraler Histamin-Rezeptoren durch ovarielle Steroide hinweisen könnte (6). Im menschlichen Harn konnte eine erhöhte Exkretion von Histaminmetaboliten zur Zeit der Ovulation festgestellt werden, wobei man auch hier eine Wirkung von Östrogenen (im speziellen Östradiol) auf Histaminliberation oder -synthese vermutet. Kalogeromitros zeigte deutlich den Einfluss des Menstruationszyklus auf Skin-Prick Testungen, indem er die höchste Reagibilität (Quaddelgröße) zur Zeit der Ovulation (Tag 12–16) und höchsten Plasmaöstrogenspiegels feststellte (4).

Bedenkt man aber, dass bei Dysmenorrhoe-Patientinnen prämenstruell signifikant häufiger höhere Östradiolkonzentrationen diagnostiziert wurden als bei beschwerdefreien Vergleichsgruppen (7, 8), so könnte man auch hier einen möglichen Einfluss auf die Mastzelldegranulation und damit vermehrten Histaminrelease vermuten.

Weiters wurde auch hormonale Regulation der Diaminooxidase untersucht. Am Tiermodell (Ratte) zeigte sich eine durch 17β- Östradiol induzierte Steigerung uteriner DAO-Aktivität, hingegen eine signifikante Verminderung hepataler Diaminooxidasekonzentrationen (7). Bei Versuchen an humanen Uteruspräparaten konnte jedoch keine Änderung der Enzymaktivität festgestellt werden (4).

Um die Hypothese, dass die Dysmenorrhoe primär Histamin-bedingt sein könnte, zu untermauern, haben wir bei einer Patientin kurz vor, während und nach der Regel Histamin- und DAO-Werte bestimmt und dabei festgestellt, dass es wie erwartet zu einem Abfall der Diaminooxidase und somit zu einem Wirksamwerden von Histamin am Beginn der Regel gekommen ist. Aus dem Gesagten ergibt sich auch, dass bei Schwangeren, bei denen frühzeitige Wehenbewegungen einsetzen, durchaus auch an eine Histamin-Wirkung gedacht werden sollte, so dass in diesem konkreten Fall eine histaminfreie Diät absolut sinnvoll ist. In diesem Zusammenhang ist darauf hinzuweisen, dass Histamin-Intoleranzen zum überwiegenden Teil bei Frauen gefunden werden.

Literatur

1. Bergant A, Lechner W, Sölder E, Huter O, Kölle D. Steigerung der uterinen Aktivität durch Histamin. Zentralbl Gynakol 1993;115:454-457.
2. Cruz MA, Gonzales C, Acevedo CG, Sepulveda WH, Rudolph MI. Effects of histamine and serotonine on the contractility of isolated pregnant and nonpregnant human myometrium. Gynecol Obstet Invest 1989;28:1–4.
3. Dawood MY. Dysmenorrhea. J Reprod Med 1985;30:154–167.
4. Holinka CF, Gurpide E. Diamine oxidase activity in human decidua and endometrium. Am J Obstet Gynecol 1984;150:359–363.
5. Martinez-Mir I, Estan L, Morales-Olivas F, Rubio E. Effect of histamine and histamine analogues on human isolated myometral strips. Br J Pharmacol 1992;107:528–531.
6. Rubio E, Estan L, Morales-Olivas F, Martinez-Mir I. Influence of hormonal treatment on the response of the rat isolated uterus to histamine and histamine receptor agonists. Eur J Pharmacol 1992;212:31–36.
7. Sessa A, Desidero MA, Perin A. Estrogenic regulation of diamine oxidase activity in rat uterus. Agents and Actions 1990;29:162–166.
8. Viggiano M, Franchi AM, Faletti A, Gimeno MAF, Gimeno AL. Histamine alters output from diestrous rat uteri. Involvement of H2-receptors and 9-ketoreductase. Prostaglandins 1988;36:317–328.

_ 7.2 Schwangerschaft und Allergie

Es ist ein vieldiskutiertes Problem, inwieweit man eine spezifische Immuntherapie während der Schwangerschaft beginnen oder fortsetzen soll. Die gegenwärtige Empfehlung ist, dass man bei Insektengift-allergischen Patienten auch während der Schwangerschaft unter entsprechenden Vorsichtsmaßnahmen die Immuntherapie fortsetzen soll, dass aber bei Pollen- und Hausstaubmilben-allergischen Patienten die Immuntherapie zu unterbrechen sei und erst nach der Geburt des Kindes wieder aufzunehmen. Dabei wird meist vergessen, dass es viele Frauen gibt, die berichten, dass es ihnen während der Schwangerschaft bezüglich ihrer Allergie sehr gut gegangen sei und dass sie ihren Heuschnupfen und sogar ihr Asthma völlig verloren haben und erst nach der Geburt ihres Kindes die Beschwerden wieder aufgetreten seien.

Um diesem Phänomen nachzugehen, muss man wissen, dass in der Plazenta (Mutterkuchen) ein Übermaß an Diaminooxidase (DAO) produziert wird. Der Hintergrund dafür dürfte sein, dass sich das werdende Baby vor einer Kontraktion des Uterus (Gebärmutter) schützen möchte, denn der Uterus ist Histamin-sensibel und schon die Einnahme von Emmentaler Käse oder anderen histaminhaltigen Speisen, würde zu einem Abort des Babys führen. Damit also Babys auf die Welt kommen können, ist die Überproduktion an DAO aus Sicherheitsgründen für das Werden und Überleben des Babys notwendig. Da aber im Übermaß DAO produziert wird, kommt diese Übermenge an DAO auch der Mutter zugute, wodurch eine allfällige Allergie (=Histaminfreisetzung) vom Baby mitbehandelt wird. Diese klinische Erfahrung lehrt uns auch, dass die Menge an DAO für die Beurteilung des Schweregrades einer allergischen Reaktion durchaus von Bedeutung ist. Es ist daher auch durchaus verständlich, dass es Patienten gibt, die eine sogenannte Typ I-Allergie (wie Heuschnupfen oder allergischen Asthma bronchiale) haben können, die im Hauttest und im Bluttest (RAST) positiv sind, ohne dass sie Beschwerden haben, weil eben offensichtlich durch eine erhöhte Menge von DAO das Auftreten einer allergischen Reaktion weitgehend oder ganz verhindert werden kann. Daraus ergibt sich auch zwanglos, dass als Zukunftsvision die Gabe von DAO im anaphylaktischen Schock das Mittel der Wahl sein wird.

Um das oben Gesagte zu untermauern haben wir bei 83 schwangeren Patientinnen Plasmahistamin-Spiegel sowie Serum-DAO zu verschiedenen Zeiten der Schwangerschaft untersucht und feststellen können, dass es im Verlauf der Schwangerschaft zu einem deutlichen Abfall des Histamin-Spiegels sowie massiven Anstiegs der DAO kommt. Ab der 12. Schwangerschaftswoche läßt sich in allen von uns untersuchten Fällen ein erhöhter DAO-Wert feststellen, ab der 17. Schwangerschaftswoche lagen in allen unseren Fällen normale Histamin-Spiegel vor (Abb. 13). Der Abfall der DAO zwischen vorletztem und letzten Wert ist bemerkenswert. 10 Tage vor der letzten Bestimmung erfolgte die Geburt des Kindes, so dass man hier sehr deutlich sehen kann, dass mit Abgang der Plazenta die Überproduktion an DAO verschwunden ist und der abfallende DAO-Spiegel durch die Halbwertzeit der vorhandenen DAO zu erklären ist.

Zum Abschluss noch ein Fallbericht einer unserer Patientinnen:

Fallbericht:

Die Patientin, eine Hebamme, hat zwei Kinder geboren und große Schwierigkeiten während der Schwangerschaft gehabt. Wegen drohendem Aborts bzw. vorzeitiger Beendigung der Schwangerschaft musste sie monatelang im Spital verweilen und hat mir erzählt, dass sie einerseits wehenhemmende Mittel bekommen hat, dass andererseits aber sehr viele Speisen, die sie bekommen hat, Histamin enthalten haben. Die Patientin ist eine der wenigen gewesen, die praktisch sämtliche Symptome, die bei der Histamin-Intoleranz vorkommen können, gehabt hat und hat gemeint, dass sie sich wahrscheinlich wochenlange Aufenthalte im Spital ersparen hätte können, wenn sie damals gewusst hätte, dass histaminhaltige Speisen ihre Schwangerschaft negativ beeinflussen können.

Aus meinem Verständnis folgert daraus, dass Patientinnen, die schwanger sind, bei denen es Probleme mit der Schwangerschaft gibt, sich bezüglich einer Histamin-Intoleranz untersuchen lassen sollten und darüber hinaus auf jeden Fall die Aufnahme von biogenen Aminen in der Nahrung vermeiden sollten.

Abbildung 13: Gravidität und Histaminmetabolismus

Verlauf des Serum-Diaminooxidasespiegels bei 83 Schwangeren. Die Enzymaktivität steigt ab Mitte des ersten Trimenons an und erreicht im 2. und 3. Trimenon das etwa 100-fache des Normalspiegels.

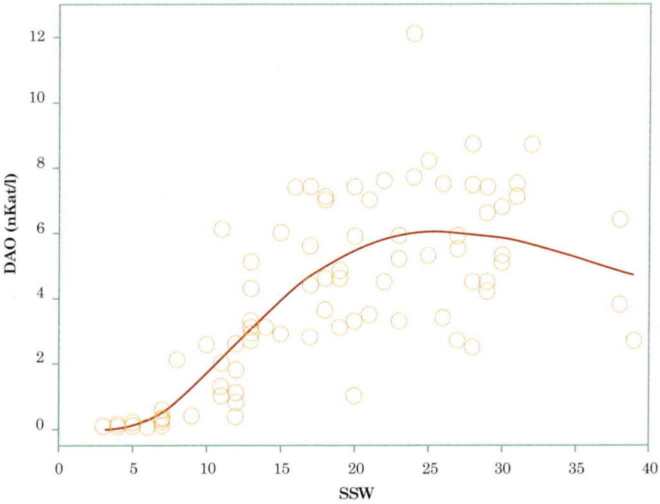

8. Die Neurodermitis

Die Diagnose Neurodermitis ist der Schrecken vieler Eltern kleiner Kinder, weil damit meistens ein unheilbares, chronisches Leiden angenommen wird.

Tatsache ist, dass die Neurodermitis, auch als atopisches Ekzem bezeichnet, eine genetisch bedingte Erkrankung ist, die zu Hautekzemen neigt. Die Neurodermitis ist insbesondere durch eine trockene Haut und durch einen persistierenden Juckreiz gekennzeichnet. Darüber hinaus besteht allerdings auch die Neigung zu inhalativen Allergien wie allergische Rhinitis und Asthma bronchiale. Obwohl dies von Alternativärzten immer wieder behauptet wird, ist die Neurodermitis keine Nahrungsmittel-Allergie. Die Neurodermitis kann von einer Nahrungsmittel-Allergie begleitet werden, die Kombination ist jedoch nicht zwingend (4).

Prof. Bergstresser aus Houston/Texas hat einmal anlässlich eines

Vortrages in Wien über Klima und Hauterkrankungen erwähnt, dass es in Florida keine Neurodermitis gibt. Ich konnte mich selbst im Gespräch mit einem Dermatologen in Miami von der Richtigkeit dieser Bemerkung überzeugen. Aus dieser Beobachtung geht nun eindeutig hervor, dass das Klima in Florida, nämlich ständige Sonnenbestrahlung und feuchte warme Luft, bedingt durch die Verdunstung des Meerwassers, der primär wichtigste therapeutische Faktor für die Neurodermitis ist. Andererseits geht daraus auch hervor, dass die Neurodermitis keine Nahrungsmittel-Allergie ist. Auf Europa übertragen heißt dies, dass wir wissen, dass es auch in Südspanien, Süditalien und Südgriechenland so gut wie keine Neurodermitis-Fälle gibt und dass die meisten Neurodermitis-Fälle in Skandinavien und Nordengland vorkommen und dass auch die meisten wissenschaftlichen Publikationen über dieses Thema aus Skandinavien kommen.
Rein geographisch gesehen liegt nun Österreich zwischen Skandinavien und Sizilien. Daraus geht hervor, dass Österreich im Sommer der Süden und im Winter der Norden ist. Dies deckt sich mit der Beobachtung der Eltern atopischer Kinder. Die Neurodermitis heilt auch in Österreich im Sommer weitgehend ab und wird im Winter schlechter. Aus dieser Beobachtung folgt, da die Nahrungsaufnahme in Italien, Österreich und Schweden nicht wesentlich unterschiedlich ist, dass auch in Europa der Beweis geführt werden kann, dass die Neurodermitis keine primäre Nahrungsmittel-Allergie ist.
In diesem Zusammenhang ist auch eine kürzlich erschienene Studie interessant, die zeigt, dass die Prävalenz (das Vorkommen) von Neurodermitis in Italien in Norditalien bei 7 % und in Süditalien bei 2 % liegt. Da nun die Kost in Europa im wesentlichen dieselbe ist und die Italiener genauso oft Spaghetti, Schnitzel und Pizza essen, wie dies die Österreicher oder Schweden tun, kann man davon ausgehen, dass den Nahrungsmittel bei der Neurodermitis nur ein begrenzter Einfluß zukommt (1, 2).

Aus diesen gemachten Beobachtungen ergeben sich auch die wichtigsten therapeutischen Ansätze.

1.) Der Gebrauch eines Luftbefeuchters, auf 50 % Luftfeuchtigkeit eingestellt, für die kalte (trockene) Jahreszeit von Oktober bis April.
2.) Für die lichtarme Jahreszeit (Winter) UVA-Bestrahlungen.

Die Wirksamkeit der so genannten Mayo-Klinikverbände dürfte auf diesem Prinzip beruhen: Der Patient wird zur Gänze mit Salben eingefettet, über die Haut werden dann dicke Watteverbände gelegt und der Patient wie eine Mumie eingewickelt. Dieses Prinzip dürfte einerseits darauf basieren, dass Okklusions-Verbände eine erhöhte Penetration der Salbe bewirken, andererseits dass der Patient in einer feuchten (bedingt durch seinen eigenen Schweiß) Klimakammer liegt.

Auch der Nicht-Atopiker mit normal fetter Haut bemerkt im Winter bei Minus-Graden z. B. während des Skifahrens eine massive Austrocknung der Haut mit leichter Juckreizbildung und gesprungenen Lippen, so dass leicht verständlich wird, dass sich beim Atopiker diese Klinik potenziert.

Auch bei atopischen Babys, die Windeln tragen, fällt auf, dass sich die Neurodermitis nicht im Windelbereich, im übrigen Bereich aber schon, manifestiert. Dies dürfte mit der durch den Harn erzeugten Feuchtigkeit unter den dicht abschließenden Windeln zusammenhängen. Bei der Kleidung sollte Schafwolle vermieden werden, da diese üblicherweise von atopischen Kindern schlecht vertragen wird. Darüber hinaus muss bedacht werden, dass die Neurodermitis durch eine besonders trockene Haut gekennzeichnet ist, wobei als erschwerend hinzukommt, dass der so genannte transepidermale Wasserverlust beim Atopiker doppelt so hoch ist wie bei Nicht-Atopiker und im Schub der Neurodermitis sogar den vierfachen Wert erreichen kann. Es ist eine von vielen Eltern gemachte Beobachtung, dass das Salbenschmieren alleine wenig wirksam ist und dass Salben nur helfen, wenn die Kinder auch in einem entsprechend feuchten (50 % Luftfeuchtigkeit) Klima gehalten werden.

Therapeutisch heißt dies wiederum, dass der Gebrauch von Pflegesalben, um den Fettgehalt der Haut zu normalisieren, aber auch von Ölbädern eminent wichtig ist. Erschwerend kommt hinzu, dass die Produktion der Oberflächenlipide bei Normalpersonen durch Ultraviolett-Bestrahlung verstärkt wird, so dass wir im Sommer über eine normal fette Haut verfügen und auch der Gesunde im Winter eine trockene Haut zeigt, weil die UV-Bestrahlung fehlt. Die Neurodermitiker leiden am meisten unter Juckreiz. Dieser ist unter anderem durch Histamin bedingt. Es erklärt sich daher zwanglos, dass als weitere therapeutische Maßnahme der Einsatz von H1-Rezeptorenblockern, wie z. B. Aerius, aber auch Xyzall, sinnvoll ist.

Angst vor Cortison unberechtigt:
Steroidsalben sind von den meisten Neurodermitikern verpönt und haben bedingt durch eine Überanwendung auch einen schlechten Ruf bekommen. Letzte Studien zum Thema Neurodermitis zeigen jedoch, dass der Neurodermitiker offensichtlich nicht in der Lage ist, auf Entzündungsreize mit ausreichend körpereigenem Cortison zu reagieren, so dass die kurzfristige Gabe von Steroidsalben nicht eine Überdosierung ist, sondern ein Ersatz für das vom Körper nicht bereitgestellte Cortison. Daher ist bei akuter Entzündung der kurzfristige Einsatz (eine Woche) von Steroiden in Salbenform absolut indiziert. Nach dieser Woche sollte jedoch sofort zu steroidfreien Pflegecremen übergegangen werden.
Die Neurodermitis könnte somit durchaus als Cortisonmangelkrankheit bezeichnet werden.
In eigenen Studien konnten wir zeigen, dass Neurodermitiker oft einen verminderten ACTH-Spiegel aufweisen. ACTH ist das Steuerungshormon für die körpereigene Cortisol-Produktion, ist aber andererseits ein Stresshormon, weshalb es sich leicht erklärt, dass atopische Kinder oft hektisch nervös sind und von ihren Eltern als Zappelphilipp bezeichnet werden. Nun wissen wir aus eigenen Studien, dass Vitamin B6 geeignet ist, einen erniedrigten ACTH-Spiegel zu normalisieren und damit gleichzeitig in der Lage ist, die Kinder ruhiger werden zu lassen. Darüber hinaus kommt es bei kontinuierlicher Vitamin-B6-Gabe (1/2 mg pro kg Körpergewicht pro Tag) zu einer weitgehenden bis vollständigen Abheilung der ekzematösen Veränderungen.
Ein über den ACTH-Mechanismus hinausgehender vorstellbarer Mechanismus wäre auch jener, dass das Vitamin B6 als Co-Enzym für die DAO (histaminabbauendes Enzym) wichtig ist, so dass die Vitamin-B6-Gaben auch zur Juckreizminderung wesentlich beitragen können.
Da nun der Gabe von Vitamin B6 bei vorliegendem Mangel ein therapeutischer Effekt bei der Neurodermitis zuzuordnen ist, haben viele Patienten gefragt, ob sie denn das Vitamin B6 nicht auch durch die Nahrung zuführen können. Unserer Erfahrung nach ist zur Behebung des Mangels die medikamentöse Zufuhr von Vitamin B6 sinnvoller, allerdings kann auch das Einhalten einer Vitamin-B6-Diät Sinn machen.

Es ist nämlich nicht so, dass Zufuhr von Vitamin-B6-haltigen Nahrungsmittel zu einem Vitamin B6-Anstieg führt, sondern es ist der Protein/Vitamin-B6-Quotient wichtig. Zum Abbau von Proteinen wird nämlich Vitamin B6 gebraucht. Wenn man nun z. B. ein Ei isst, das sowohl Proteine als auch Vitamin B6 enthält, so führt man zwar dem Körper Vitamin B6 zu, zum Abbau des Proteins wird aber mehr Vitamin B6 gebraucht als im Ei enthalten ist, weshalb in Summe dem Körper Vitamin B6 entzogen wird. Aus der beigefügten Liste (Tab. 26) geht hervor, dass Patienten, die ständig Nahrungsmittel zu sich nehmen, die mit Minus oder zwei Minus etikettiert sind, zu einem Vitamin B6-Mangel kommen könnten.

Tabelle 26

Vitamin B6-reiche Ernährung. Vitamin B6 wird als Coenzym im Zuge des Eiweißabbaues verbraucht, weshalb bei eiweißreicher Ernährung eine höhere Vitamin B6-Aufnahme empfohlen wird. Die Tabelle orientiert sich nicht direkt am Vitamin-B6-Gehalt der Nahrungsmittel, sondern berücksichtigt das Verhältnis zwischen B6 und dem Eiweißgehalt des jeweiligen Nahrungsmittels (B6-Bilanz). Speisen mit negativer Bilanz („B6-Zehrer") sollten bei Atopie und Histamin-Intoleranz gemieden werden. Die Deutsche Gesellschaft für Ernährung empfiehlt für Erwachsene eine tägliche Vitamin-B6-Aufnahme von 1,6–2,0 mg.

++	B6-Bilanz +0,20mg/100g
	Avocado, Bananen, Holunder
	Sojabohnen?, Paprika, Süßkartoffel, Fisolen, Lauch
	Weizenkeime, Weizenkleie, Hirse, unpolierter Reis
	Mehle hoher Typennummer
	Weizenvollkornbrot
	Walnüsse, Maroni, Haselnüsse
	Leber, Gänsefleisch
	Lachs, Sardine, Forelle, Makrele, Hummer
	B6-angereicherte Nahrungsmittel (z. B. Obstsäfte, Kakaogetränke, Corn flakes)

+	B6-Bilanz +0,05 bis +0,20mg/100g
	Trockenfrüchte, Ananas, Weintrauben, Melonen
	die meisten Gemüsesorten
	Grahambrot
	Hühnerfleisch, Schweinefleisch
	Hering, Thunfisch
	Honig

+/-	B6-Bilanz +0,05 bis -0,05mg/100g	
	sonstiges Obst	
	polierter Reis, Mehle niedriger Typennummer	
	Mischbrote	
	Pilze	
	Eidotter	
	Milchprodukte außer Käse	
	Rind-, Kalb-, Truthahnfleisch, hochwertige Wurstwaren	
	Heilbutt, Aal	
-	B6-Bilanz -0,05 bis -0,20mg/100g	
	Bohnen?	
	Maismehl	
	Weißbrot, Nudeln	
	Topfen, Weißschimmelkäse	
	Kaninchen-?, Lammfleisch	
	Scholle, Kabeljau (Dorsch), Karpfen, Miesmuschel, Shrimps	
	Schokolade	
- -	B6-Bilanz -0,20mg/100g	
	Erdnüsse, Mandeln	
	Eiklar	
	sonstige Käse	
	minderwertige Wurstwaren	
	Gelatine	

Manchmal kommt es zu einer massiven Exazerbation (Verschlechterung) der Neurodermitis. Dies geschieht meist im Zuge von Virusinfekten, aber auch bedingt durch sogenannte Super-Infektionen. Dazu zählt an erster Stelle eine Infektion mit Staphylococcus aureus. Bei einem massiven atopischen Ekzem sollte daher an eine Staphylokokken-bedingte Super-Infektion gedacht werden und als Therapie ein Staphylokokken-wirksames Antibiotikum verordnet werden. In diesen Fällen sind, wie die klinische Erfahrung zeigt, Steroid-Salben wirkungslos.

Eine weitere negative Beeinflussung der Neurodermitis kann durch eine Pilzinfektion, bedingt durch Pityrosporum ovale, dem Erreger der Pityriasis versicolor, stattfinden, weshalb, wenn eine Staphylokokken-Super-Infektion ausgeschlossen werden kann, auch eine entsprechende

Behandlung mit z. B. Nizoral oder Pevaryl-Shampoo sinnvoll erscheint. Naturgemäß ist es wichtig, einen Allergietest durchzuführen, um Sensibilisierungen gegen inhalative und/oder nutritive Allergene feststellen zu können. Liegen inhalative Allergien gegen Hausstaubmilbe vor, so sind Sanierungsmaßnahmen, bei gleichzeitigen inhalativen Beschwerden auch eine spezifische Immuntherapie angezeigt. Liegt eine Pollen-Allergie vor, so gilt bei gleichzeitig vorkommenden inhalativen Beschwerden die Indikation für eine spezifische Immuntherapie. Liegt eine Allergie gegen Pollen vor, bei denen eine Pollen-assoziierte Nahrungsmittel-Allergie vorkommen kann, wie z. B. bei Birken- und Beifußpollen, so sind die entsprechenden Nahrungsmittel zu meiden. Birkenpollen-Allergiker vertragen meistens Äpfel, Karotten und Nüsse in roher Form nicht. Beifußpollen-Allergiker vertragen meistens Sellerie sowie Absinth, Kamille, Sonnenblume, Sonnenblumenhonig, Anis, Dill, Fenchel, Koriander, Kümmel und Petersilie nicht.
Darüber hinaus ist zu bedenken, dass auch Sensibilisierungen gegen das Pan-Allergen Profilin vorkommen können, so dass hier eine weiterreichende Überempfindlichkeit gegen diverse Pollen im Sinne einer Kreuzreaktion bzw. auch gegen Nahrungsmittel durchaus vorstellbar ist. Diese Probleme zu lösen, ist dann Aufgabe des Allergie-Tests bzw. die Interpretation der Befunde Aufgabe des Allergologen. Weiters kann es zu einer epicutanen Sensibilisierung im Sinne eines allergischen Kontaktekzems kommen, so dass auch die Durchführung des Epicutantests Sinn macht. Nicht zu vergessen ist auch die Möglichkeit einer bronchialen Beteiligung, so dass als Routine-Untersuchung auch eine Routine-Lungenfunktion erforderlich sein kann.
Die klinische Praxis zeigt, dass 95 % der Fälle von atopischer Dermatitis in die Kategorie „leicht“ einzuordnen sind und mit den genannten Therapieverfahren gut kontrolliert bzw. zur Abheilung gebracht werden können. Lediglich etwa 5 % zeigen eine massive Ausdehnung, die speziell bei längerer Dauer und Lichenifikation (Verdickung der Haut), eine intensivere Therapie im Spital (Klinik) mit nachfolgender spezieller dermatologischer Betreuung brauchen.
Aggressive therapeutische Verfahren, wie z. B. die Behandlung mit Interferon Gamma, zeigen aufgrund von Literaturberichten abgesehen von Nebenwirkungen wenig klinischen Erfolg, so dass sie nicht mehr in Diskussion stehen.

Bezüglich der Gabe von Cyclosporin gibt es positive Ergebnisse. Es sollte jedoch nur in schweren Fällen unter stationärer Aufsicht verabreicht werden.

Die neuen Calcineurininhibitoren wie Tacrolimus 0,03 % als Salbe und Pimecrolimus 1 % als Creme eignen sich gut bei Ekzemverschlechterung, besonders im Gesicht, Hals und Intertrigobereichen. Sie helfen, Steroide einzusparen und reduzieren die Zahl der Exazerbationen.

Abschließend kann man den Eltern noch eine gute Nachricht mit nach Hause geben, denn es ist wissenschaftlich belegt, dass atopische Kinder überdurchschnittlich intelligent sind, was die Eltern oft leidvoll in Erfahrung gebracht haben, da die Kinder meistens in der Lage sind, sämtliche technische Geräte des Haushaltes zu bedienen, so dass die Mutter mit dem Abschalten der eingeschalteten Geräte oft nicht nachkommt.

In Summe gesehen ist die Diagnose der Neurodermitis für den Fachmann leicht. Die allergologische Diagnostik gehört in die Hand eines erfahrenen Allergologen, die Therapie sollte mit Hausverstand durchgeführt werden. Wenn man all diese Punkte berücksichtigt, so stellt sich die Neurodermitis nicht als eine schreckliche chronische Krankheit dar, sondern als eine Hauterkrankung, die, wenn richtig behandelt, problemlos zu steuern ist.

Literatur:

1. Borkowski TA, Eigenmann PA, Sicherer SH, Cohen BA, Samson HA. Prevalence of IgE-mediated food allergy among children with atopic dermatitis. J Allergy Clin Immunol 1998;101:241(abstr).
2. Businco L, Magnolfi C, Falconieri P, and the Working Group of the Italian Society of Allergy and Clinical Immunology. Epidemiology of atopic dermatitis in Italian children: a national survey. J Allergy Clin Immunol 1998;101:196(abstr).
3. Isolauri E, Sütas Y, Salo MK, Isosomppi R, Kaila M. What is optimal nutrition for atopic infants with food allergy during elimination diets? J Allergy Clin Immunol 1997;99:149(abstr).

9. Die spezifische Immuntherapie

Die spezifische Immuntherapie Allergieimpfung (früher Desensibilisierung, anschließend Hyposensibilisierung genannt) ist eine international und zuletzt auch von der WHO (Welt-Gesundheits-Organisation) anerkannte Standardtherapie allergischer Erkrankungen, die in der Lage ist, das Immunsystem von einer Fehlsteuerung auf eine Normalsteuerung zurückzuführen

Die allergische Soforttypreaktion, die zu Heuschnupfen und Asthma führt, ist eine an sich völlig unsinnige Reaktion, die nicht nur eine Fehlreaktion darstellt, sondern eine Fehlreaktion mit krankmachenden Folgen ist. Das Problem der allergischen Reaktion ist die Entzündung, die bei Infektionen durchaus Sinn macht, bei allergischen Erkrankungen krankheitsauslösend ist.
Wir müssen uns nun vorstellen, um welche „Feinde" es geht. Es geht um Pollen von Bäumen, Gräsern und Unkräutern, es geht um Hausstaubmilben, es geht um Tierepithelien, die allesamt so klein sind, dass sie mit freien Auge praktisch nicht sichtbar sind. Sie stellen auch keine Bedrohung des Körpers und somit auch nicht des Immunsystems dar, und dennoch werden sie vom Immunsystem als Feind empfunden. Mir kommt das so vor, als ob das Immunsystem eine Fliege unter einem Vergrößerungsglas betrachtet und rückmeldet, ein Elefant greift an. So scheinbar banal das bisher Gesagte sein mag, bietet es dennoch klare therapeutische Ansätze.
Um noch einmal bei einem einfachen Beispiel zu bleiben. Wenn man auf einen Sessel steigt, von diesem dann herunterspringt und sich den Knöchel verrenkt, ohne dass dabei eine Dehnung, ein Riss der Bänder oder gar eine Knochenfraktur auftritt, so entsteht eine Schwellung des Knöchels, also eine Entzündung. Jeder, der schon einmal eine Sportveranstaltung gesehen hat, weiß, dass sofort ein Kältespray oder Eiswürfel zur Anwendung kommen, mit dem einzigem Ziel, die unsinnige Entzündung zu unterdrücken. So unsinnig die Entzündung bei Sportverletzungen ist, genau so unsinnig ist die entzündliche Reaktion bei allergischen Erkrankungen. In der Nase kommt es zu Schleimhautschwellungen und Sekretion einer wässrigen Flüssigkeit, in der Lunge kommt es zu Schwellungen der Bronchialschleimhaut und zu Einengungen der Muskulatur am Ausgang der Lungenbläschen, das dazu führt, dass das Ausatmen erschwert wird und somit das nicht verwertbare Restvolumen der Lunge steigt.
Dies führt wiederum dazu, dass nicht genügend Luft eingeatmet werden kann, weil die verbliebene Luft in der Lunge dies verhindert.
Zurückkommend zur Therapie wird klar, dass die Medikamente, sei es Antihistaminika, aber auch Cortison, zwar eine sehr gute Wirksamkeit bezüglich Schleimhautabschwellung, Unterdrückung der Sekretion und Unterdrückung der Entzündung haben, dass diese Wirkung jedoch nur

passager, also kurzfristig und nur für die Zeit wirksam ist, für die es gegeben wird.

Das therapeutische Prinzip der spezifischen Immuntherapie hingegen, zielt dahin, die Fehlsteuerung des Immunsystems auf Normalsteuerung zurückzuführen, das heißt immunologisch gesehen, einen Wechsel des Vorherrschens der sogenannten TH2-Zellen auf TH1-Zellen zu bewerkstelligen.

Das Prinzip der spezifischen Immuntherapie besteht nun darin, dass sich durch kontinuierlich ansteigende Dosen des Allergens gegen das der Patient allergisch ist, das Immunsystem daran gewöhnt, also tolerant wird und bei neuerlichem Kontakt mit dem Allergen nicht oder nur in geringem Ausmaß mit einer Entzündungsreaktion reagiert.

Nun könnte man sich fragen, warum das auf natürlichem Weg nicht auch funktioniert, da wir ja während der Pollensaison mit einer steigenden Pollenbelastung zu rechnen haben. Das Problem besteht jedoch bei der natürlichen Pollenexposition darin, dass wir längere Zeit überhaupt keine Belastung haben und dann relativ schnell einer maximalen Pollenbelastung ausgesetzt sind. Das ist etwa so, wie wenn ein Sportler ein halbes Jahr lang nicht trainiert und dann plötzlich von ihm gefordert wird, 1,80 m oder sogar 2 m hoch zu springen. Würde er hingegen das ganze Jahr hindurch trainieren und würde hingegen langsam, aber kontinuierlich die Messlatte auf immer größere Höhen gesetzt werden, so würde der Sportler nach einem halben Jahr durchaus in der Lage sein, die geforderte Höhe von 1,80 m oder gar 2 m zu überspringen.

Bei der spezifischen Immuntherapie ist es genauso. Hier wird das Immunsystem langsam an die geforderte Dosis, die es zu vertragen gilt, herangeführt.

Die spezifische Immuntherapie ist wie mehrere Studien belegen, bereits nach vier Monaten wirksam. Um einen entsprechenden Therapie-Erfolg, der auch über Jahre hinaus manchmal sogar lebenslang andauern soll, zu erhalten, ist jedoch eine Fortsetzung der Therapie mit der Erhaltungsdosis über unserer Meinung nach zwei Jahre, die internationale Meinung geht bis drei Jahre hinaus, erforderlich.

Ein weiterer Vorteil der spezifischen Immuntherapie besteht darin, dass das Risiko, dass aus einem schlichten Heuschnupfen auch Asthma bronchiale wird, auf die Hälfte reduziert wird und dass gleichfalls das Risiko, dass weitere Allergien dazu kommen, halbiert wird (1).

Bei der spezifischen Immuntherapie wird dem Patienten ein Stoff zugeführt, den er nicht verträgt, so dass man grundsätzlich bei jeder Injektion eine Unverträglichkeitsreaktion erwarten müsste. Dass dem nicht so ist und dass Unverträglichkeitsreaktionen sehr selten vorkommen, hängt einerseits mit der Qualität des heute zur Verfügung stehenden Impfstoffes, andererseits mit einem moderaten Steigerungsschema zusammen.

Um das Restrisiko einer systemischen Reaktion im Rahmen der Immuntherapie weiter zu minimieren, sind jedoch unserer Meinung nach gewisse Maßnahmen erforderlich:

Die von uns vor 10 Jahren inaugurierte Antihistaminika-Prämedikation konnte in der Zwischenzeit von vielen ausländischen Kollegen durch Plazebo-kontrollierte Doppelblindstudien bestätigt werden (2).

Es zeigt sich also, dass durch eine konsequente Antihistaminika-Prämedikation, das heißt die Gabe eines H1-Rezeptorenblockers eine halbe bis eine Stunde vor der Immuntherapie-Injektion das Risiko der Nebenwirkungen etwa eine 10er Potenz oder mehr senkt.

Darüber hinaus empfehlen wir aufgrund unserer heutigen Erfahrungen 24 Stunden vor der Immuntherapie auf die Einnahme histaminhaltiger Speisen zu verzichten, da diese eine zusätzliche Belastung des Immunsystems darstellt. Darüber hinaus gibt es Medikamente, die Hemmer der Diaminooxidase (DAO) sind, die in der Lage sind, die DAO, also das histaminabbauende Enzym über Wochen hindurch zu blockieren.

Um dies zu illustrieren, zwei Fallberichte:

Fallbericht:

In Dänemark erhielt ein Insektengift-allergischer Patient eine sogenannte Schnellimmuntherapie, bei der er drei bis vier Injektionen in steigender Dosis pro Tag verabreicht werden. Es handelte sich bei diesem Patienten um einen Matrosen, der sich die Zeitintervalle zwischen den Injektionen mit Bier trinken vertrieb. Nun enthält Bier unter anderem Histamin, darüber hinaus ist aber auch Alkohol enthalten, dessen Abbauprodukt Acetaldehyd ein Hemmer der DAO darstellt. Prompt ist der Patient bei der letzten Injektion zu einem anaphylaktischen Schock gekommen.

Die Autoren dieser Publikation wussten nicht, worin die Ursache zu finden ist. Wir denken, dass der Bierkonsum dafür verantwortlich war. Nebenbei bemerkt, steht im Beipackzettel für die spezifische Immuntherapie geschrieben, dass auf Alkoholkonsum vor der Immuntherapie zu verzichten ist.
Ein eigener Fall einer milden systemischen Reaktion soll untermauern, dass die Gabe von Medikamenten, die Hemmer der DAO sein können, ursächlich an Nebenwirkungen beteiligt sein können.

Fallbericht:

Ein etwa 20-jähriger männlicher Patient war auf Gräser- und Roggenpollen allergisch und erhielt eine spezifische Immuntherapie durch zwei Jahre. (Tab. 27)
Die Behandlung wurde mit einer konsequenten Antihistaminika-Prämedikation durchgeführt. Die Immuntherapie wurde reaktionslos vertragen.
Lediglich bei der letzten geplanten Injektion entwickelte sich eine milde systemische Reaktion, also Hustenreiz, Druck auf der Brust, Lippenschwellung, ein generalisiertes Erythem (Rötung der Haut) sowie ein niedriger Blutdruck (110/70). Darüber hinaus zeigte er eine starke lokale Schwellung am Einstichort der Injektion. Nach intravenöser Behandlung mit Solu Decortin bzw. Fenistil klang die Symptomatik rasch ab. Die Blutuntersuchungen, durchgeführt nach 15 Minuten, zeigten, dass der Histamin-Spiegel im Plasma das 6-fache des Normalwertes und die DAO das 3-fache des Normalwertes zeigte. Der Histamin-Spiegel war nach einer Woche normalisiert und zeigte dies auch im weiteren Verlauf. Die DAO normalisierte sich erst nach 9 Wochen. Zum Zeitpunkt des anaphylaktischen Schocks war auch die Tryptase (ein Indikator für die Anaphylaxie) erhöht. Darüber hinaus ist es im Verlauf der 9 Wochen zu einem kontinuierlichen Abfall des Vitamin-B6-Spiegels gekommen.

Der Patient wurde genau befragt, und es ergab sich anamnestisch die Einnahme von Aeromuc (Acetylcystein) über eine Woche, zuletzt 4 1/2 Tage vor der Immuntherapie-Injektion. Wir denken, dass dieses Medikament für das Auslösen der Anaphylaxie verantwortlich war. Nun könnte man fragen, wieso die Anaphylaxie möglich war, wo doch die DAO den 3-fachen Normalwert aufwies. Nun ist es in der Literatur bereits beschrieben, dass während eines anaphylaktischen Schocks der Körper sich offensichtlich die letzten Reserven an DAO herauspresst, so dass es durchaus zu einer Erhöhung der DAO kommen kann. Dass dennoch ein anaphylaktischer Schock ausgelöst wurde, ergibt sich aus der Tatsache, dass der Histamin-Spiegel deutlich höher anstieg als die DAO (5).

Tabelle 27
Fallbeispiel für die potenzielle Bedeutung von Diaminooxidase-Inhibitoren (hier Acetylcystein) als Ursache von systemischen Nebenwirkungen bei der spezifischen Immuntherapie (SIT).

R.N., männlich, 20a, langjährige Pollinose (RAST Gräser 4,9, Birke 2,0)

SIT gegen Gräser/Roggen seit 24 Monaten,

Erhaltungsdosis seit 20 Monaten kontinuierliche Antihistaminika-Prämedikation, keinerlei Nebenwirkungen

21. Erhaltungsdosis:

Hustenreiz, Druck auf Brust, Lippenschwellung, generalisiertes Erythem, RR 110/70, Puls 76

starke lokale Schwellung

nach Solu-Decortin + Fenistil i. v. rasches Abklingen der Symptomatik

	Histamin (ng/ml)	Tryptase	DAO (nKat/l)	Vitamin B6 (nmol/l)
15 min:	1,2	18	0,21	180
1 Wo:	0,2	6	0,04	141
5 Wo:	0,2		0,04	70
9 Wo:	0,1		0,06	52

Anamnese: Aeromuc (Acetylcystein)

über 1 Woche, zuletzt 4 1/2 Tage vor SIT-Injektion

Aus dem Gesagten ergibt sich, dass einerseits das Meiden histaminhaltiger Speisen 24 Stunden vor der Immuntherapie-Injektion, andererseits das Meiden von Medikamenten, die Blocker der DAO sein können, im Rahmen der Immuntherapie wichtig ist.
Die spezifische Immuntherapie zeigt bezüglich der klinischen Erfolge ein gutes Ansprechen.
Bei 850 von uns behandelten Patienten gaben 88 % eine Reduktion der Symptome zwischen 100 und 50 % an. Eine Besserung zwischen 10 und 50 % wurde von 8 % angegeben, keine Besserung zeigten 4 % (Tab. 28).
Es war nun nahe liegend, zu spekulieren, dass bei der Versagergruppe möglicherweise eine zum damaligen Zeitpunkt noch nicht diagnostizierte Histamin-Intoleranz vorgelegen haben könnte. Wir untersuchten daher Patienten, die keinen Erfolg der Immuntherapie aufwiesen und verglichen sie mit jenen, die eine über 90 %ige klinische Besserung angegeben haben, und untersuchten, inwieweit bei diesen Patienten anamnestisch eine Histamin-Intoleranz verifizierbar war (Tab. 29).
Hierbei zeigte sich ein hochsignifikanter Unterschied, so dass angenommen werden muss, dass Histamin-intolerante Patienten keinen Erfolg der Immuntherapie erwarten dürfen. Darüber hinaus ist naturgemäß das Risiko einer Nebenwirkung erhöht, so dass wir denken, dass solange eine Histamin-Intoleranz besteht, die Immuntherapie nicht begonnen werden sollte.

Um bei unserem Gräserpollen-allergischen Patienten ganz sicher zu sein, dass das Medikament als Auslöser verantwortlich war, haben wir sicherheitshalber noch eine Untersuchung bezüglich des spontanen Basophilen eine Histamin-Release durchgeführt, die erfahrungsgemäß bei Histamin-Intoleranten einen erhöhten Wert zeigt, bei unserem Patienten jedoch normale Werte brachte. Außerdem wurde dem Patienten nach einigen Wochen erneut Acetylcystein verabreicht und die Auswirkung auf den DAO-Spiegel untersucht. Nach Einnahme des Medikamentes über eine Woche kam es zu einem Abfall des DAO-Spiegels um 35 %, während eine Kontrollperson einen 24 %-igen Anstieg zeigte. Es ist also mit an Sicherheit grenzender Wahrscheinlichkeit anzunehmen, dass die Nebenwirkung durch ein zusätzlich gegebenes Medikament ausgelöst wurde.

In Summe gesehen, muss daher angenommen werden, dass bei der heutigen Standardisierung der Impfstoffe, die eine sehr hohe Qualität erreicht haben, das Problem der Immuntherapie nicht bei dem Impfstoff, der standardisiert ist, sondern bei dem Patienten, der immunologisch gesehen keine Standardisierung aufweist, zu suchen ist.

Tabelle 28

Spezifische Immuntherapie bei allergischen Erkrankungen. Subjektive Beurteilung des Impferfolges bei 850 Pollen-, Hausstaubmilben- und/ oder Insektengiftallergikern.

Subjektive Besserung durch die spezifische Immuntherapie		
Keine Besserung	(< 10 %)	4 %
Besserung	10–49 %	8 %
Besserung	50–90 %	76 %
Besserung	> 90 %	12 %

Tabelle 29

Zusammenhang zwischen anamnestischer Histaminintoleranz (HIT) und Effektivität der spezifischen Immuntherapie (SIT) bei 34 Immuntherapieversagern und 104 Patienten mit sehr gutem Impferfolg.

Subjektive Besserung durch SIT (in %)		mit HIT	keine HIT
< 10 %	(n=34)	10	24
> 90 %	(n=104)	10	94

Es ist daher die Aufgabe des allergologisch tätigen Arztes, Patienten, die keinen Erfolg mit Immuntherapie erwarten lassen, herauszufiltern, so dass dann jene Patienten, die für eine Immuntherapie geeignet erscheinen, in Summe gesehen einen deutlich höheren Erfolg der spezifischen Immuntherapie aufweisen werden, als dies bisher der Fall ist.

Literatur:

1. Des Roches A, Paradis L, Menardo JL, Bouges S, Daures JP, Bougeard YH, Bousquet J. Does specific immunotherapy to Dermatophagoides pteronyssinus prevent the onset of new sensitizations in monosensitized children? J Allergy Clin Immunol 1998;99:130(abstr).

2. Jarisch R, Götz M, Aberer W, Sidl R, Stabel A, Zajc J, Fordos A. Reduction of side effects of specific immunotherapy by premedication with antihistaminics and reduction of maximal dosage to 50.000 SQ-U/ml. Arb Paul Ehrlich Inst Bundesamt Sera Impfstoffe Frankf A M 1988 (82):163–175.
3. Jarisch R.: Die Nebenwirkungen der spezifischen Immuntherapie allergischer Erkrankungen mit Antihistaminikaprämedikation. Österreichische Ärztezeitung 1993;3:32–34.
4. Malling MB, Weeke B, Bousquet J, Dreborg S, Alvarez-Cuesta E, Ewan PW, Jarisch R, Pastorello EA. Immunotherapy, Position Paper. Allergy 1993;Suppl 48:9–35.
5. Mondovi B, Scioscia Santoro A, Rotilio G, Costa MT, Finazzi Agro A. In vivo anti-histaminic activity of histaminase. Agents and Actions 1975;5:460(abstr),
6. Müller U, Mosbech H, Aberer W, Bonifazi F, Bousquet J, Dreborg S, Ewan P, Gallesio MT, Jäger L, Jarisch R, Jeep S, Lassen AR, Malling MJ, Przybilla B, Van der Zwan K, Vervloet D, Wikl JA, Wüthrich B. Immunotherapy with Hymenoptera venoms, Position Paper. Allergy 1993;Suppl 48:37–46.
7. Wantke F, Demmer CM, Götz M, Jarisch R. Inhibition of diamine oxidase represents a risk in specific immunotherapy. Allergy 1993;48–552.
8. Wantke F, Demmer CM, Götz M, Jarisch R. Reduction of side effects in specific immunotherapy. J Allergy Clin Immunol 1993;92:497–498.
9. Wekkeli M, Rosenkranz A, Hippmann G, Jarisch R, Götz M. Systemische Nebenwirkungen bei der Immuntherapie allergischer Erkrankungen - eine vergleichende Studie. Wien Klin Wochenschr 1989;101:639–652.

10. Vitamin B6 und Histamin

Vitamin B6 ist ein Sammelbegriff für alle als Vitamin wirksamen 3-Hydroxy-2-methylpyridine. Pyridoxin, Pyridoxal, Pyridoxamin sowie deren phosphorylierte Metaboliten sind als Vitamin B6 gleich wirksam. Co-Enzym-Funktion erfüllen im Organismus Pyridoxal-5-Phosphat und Pyridoxamin-5-Phosphat. Es wird angenommen, dass Vitamin B6 als Co-Enzym für die Diaminooxidase (DAO) wirksam ist.

Darüber hinaus ist es auch zum Abbau von Glutamat erforderlich. Glutamat ist bekannt geworden durch die Auslösung des China-Restaurant-Syndroms, wo zur Haltbarmachung von Gemüsen hohe Mengen Glutamat verwendet und verzehrt werden. Als Therapie des *China-Restaurant-Syndroms* wird Vitamin B6 empfohlen, ebenso wie für das prämenstruelle Syndrom, wobei letztere beiden Indikationen wissenschaftlich nicht endgültig bewiesen sind (2).

Wir fanden bei vielen Kindern mit atopischer Dermatitis erniedrigte Vitamin-B6-Werte, die sich nach Vitamin-B6-Gabe normalisierten, wobei es zu einer gleichzeitigen Besserung der atopischen Dermatitis gekommen ist. Gleichzeitig sind die Kinder ruhiger geworden. Auch bei vielen Patienten mit Histamin-Intoleranz fanden wir erniedrigte Vitamin-B6-Spiegel, insbesondere bei solchen, die nach Aufnahme von

Speisen, die biogene Amine enthielten, über Erytheme und urticarielle Exantheme (Nesselausschläge) geklagt haben.
In diesem Zusammenhang sind die Ergebnisse, publiziert im österreichischen Ernährungsbericht 1998, interessant. In der Altersgruppe der 6 bis 18-Jährigen zeigten 65 % einen leicht erniedrigten Wert, 8 % einen deutlich erniedrigten Wert von Vitamin B6. Bei den weiblichen Erwachsenen im Alter von 36 bis 55 Jahren liegt der Durchschnittswert aller untersuchten nur bei 80 % der empfohlenen Werte, bei Schwangeren in der 22. bzw. 35. Schwangerschaftswoche liegen die Mittelwerte nur bei etwa 65 % der Empfehlung (3).

Und nun im Orginalzitat:

„Eine wesentlich kritischere Situation wurde bezüglich des Vitamin-B6-Status festgestellt, da hinsichtlich der Aktivierbarkeit der EGOT (erytrozytäre Glutamat-Oxalacetal-Transaminase, ein Vitamin-B6-abhängiges Enzym) nur 8 bis 18 % der Befunde im Normbereich lagen. Etwa ein Drittel der Befunde war in dem deutlich erniedrigten Bereich einzustufen. Auch hinsichtlich der Aufnahme an Vitamin B6 ergab sich eine eindeutig verbesserungswürdige Situation. In Studie B erreichen beispielsweise nur 1,8 % der Frauen den von der Deutschen Gesellschaft für Ernährung (DGE) empfohlenen Wert von 0,25 mg Vitamin B6/MJ. Trotz häufiger Verwendung von Multivitamin-Präparaten ist die Prävalenz einer suboptimalen Versorgungslage an Vitamin B6 sehr hoch. Auch andere Studien weisen darauf hin, dass die Versorgung mit Vitamin B6 in der Schwangerschaft häufig grenzwertig ist und somit auch der Vitamin-B6-Status des Säuglings negativ beeinflusst werden kann. Folglich ist bezüglich dieses Nährstoffes unbedingt eine vermehrte Zufuhr über die Ernährung anzustreben.

Gute Vitamin-B6-Quellen sind neben Fleisch und Fisch auch Lebensmittel pflanzlicher Herkunft wie Kartoffel, Bananen, Vollkornprodukte und einige Gemüsearten.“

Aus den dargestellten Daten, die eine teilweise Minderversorgung der österreichischen Bevölkerung bezüglich Vitamin B6 zeigt und aus der Tatsache, dass wir sowohl bei Kindern mit atopischer Dermatitis als auch bei Histamin-Intoleranten erniedrigte Vitamin-B6-Spiegel fanden, nach deren Behebung sich die klinische Symptomatik besserte, lässt die Vermutung zu, dass hier möglicherweise ein Zusammenhang zwischen Vitamin-Mangel und Erkrankung vorliegen könnte (4).
Dazu könnte auch passen, dass die brasilianische Armee, die im Dschungel tätig ist und dort massiven Moskitostichen ausgesetzt ist, zur Abwehr dieser Stiche den Soldaten Vitamin B6 gibt. Andererseits wissen wir, dass Kinder, die über starke lokale Schwellungen nach Gelsenstichen neigen, wiederholt als Histamin-intolerant identifiziert werden konnten. Bei nachgewiesenem Vitamin-B6-Mangel ist in diesen

Fällen eine entsprechende Substitution als therapeutische Maßnahme sinnvoll. Vitamin B6 inhibiert (behindert) die Degranulation von Mastzellen, die zur Histamin-Freisetzung führt (1).
Die Wichtigkeit des Vitamin B6 wird auch deutlich, wenn man sich die Liste der Enzyme, die Vitamin B6-abhängig sind, ansieht. In einem Lehrbuch über Vitamine sind hier 13 Enzyme aufgelistet.
So kann es vorkommen, dass Nahrungsmittel (z. B. Eier), welche Vitamin B 6, aber gleichzeitig auch eine große Menge an Proteinen enthalten (für deren Abbau wiederum Vitamin B6 notwendig ist), letztlich zu einem Vitamin-B6-Defizit führen.
Patienten, die ihren Vitamin-B6-Bedarf primär auch weiterhin durch die Nahrung decken wollen, geben wir eine entsprechende Liste mit, die das Vitamin-B6-Protein koeffizient berücksichtigt (siehe Tab. 26).

_ Literatur:

1. Gonzales Alvarez R, Garcia Mesa M. Ascorbic acid and pyridoxine in experimental anaphylaxis. Agents and Actions 1981;11:89–93.
2. Biesalski HK, Schrezenmeir J, Weber P, Weiß H (Hrsg.). Vitamine. Physiologie, Pathophysiologie, Therapie. Stuttgart, New York, Thieme, 1997, 467 Seiten.
3. Elmadfa I (Hrsg). Österreichischer Ernährungsbericht 1998. Institut für Ernährungswissenschaften der Universität Wien, 1998, 365 Seiten.
4. Koller DY, Pirker C, Götz M, Jarisch R. Pyridoxine increases IL-1 and ACTH in atopic dermatitis: evidence of a dysregulated interrelation between neuroendocrine and immune systems. J Allergy Clin Immunol 1992;89:721(abstr).

11. Histamin und die Seekrankheit

_ 11.1. Die Seekrankheit (R. Jarisch)

Einleitung:

Die Seekrankheit - auch Bewegungskrankheit, Kinetose und englisch motion sickness genannt findet sich zu Lande, auf See und in der Raumfahrt. Auslöser sind üblicherweise Fortbewegungsmittel wie Ringelspiel, Auto, Autobus, Eisenbahn (Neigezüge), Schiffe, Flugzeuge und die Raumfahrt. Allgemein bekannt ist das leichtere Auftreten von Reisekrankheit auf den hinteren Sitzen eines PKW bzw. eines Autobusses. Weniger bekannt ist die Tatsache, dass viele Astronauten raumkrank geworden sind, so z. B. der erste russische Astronaut Gagarin und dass eine amerikanische Raumfahrtmission aufgrund von Raumkrankheit fast mit Bruchlandung endete.

Interessanterweise wird auch eine so genannte "ski sickness" beschrieben, deren Ursache einer vestibulären Überstimulation durch Wedeln auf unebenen Grund sowie unzureichenden visuellen Kontrolle (speziell bei Nebel), weiters kleineren ophthalmologische Problemen (Myopie und Astigmatismus, also Refraktionsfehler) zu Grunde gelegt werden. Darüber hinaus scheint auch ein veränderter somatosensorischer Input durch Schischuhe und Schi sowie Höhenangst, Angst vor Bergen, hohe Geschwindigkeit und atmosphärische Druckänderungen im Ohr eine Rolle zu spielen. (1)

Die Bedeutung dieser Krankheit wird in der medizinischen Forschung dadurch unterstrichen, dass bis vor einem Jahr 1600 wissenschaftliche Arbeiten zu dem Thema publiziert worden sind. Heute sind es bereits über 2000. Trotzdem gibt es bislang kein Lehrbuch über dieses Krankheitsbild, weder auf deutsch noch auf englisch, was eigentlich verwunderlich ist. Dies ist der Grund, warum hier in kurzen Zügen die wichtigsten wissenschaftlichen Erkenntnisse aufgezeigt werden sollen und insbesondere eigene Forschungsergebnisse, die dazu beitragen sollen, dass die Seekrankheit in Hinkunft gut bewältigt werden kann.

Geschichte der Seefahrt:

Meist wird die Bewegungskrankheit einer Unverträglichkeit auf Schiffen zugeordnet (Seekrankheit). Die Geschichte der Seekrankheit ist so alt wie die Geschichte der Seefahrt. Diese hatte in früheren Jahrhunderten unter zwei Dingen zu leiden. Erstens dem Skorbut (Vitamin-C-Mangel) und zweitens der Seekrankheit.

Die Probleme auf Kriegsschiffen der früheren Zeit waren daher weniger die Kanonen des Gegners, sondern Skorbut und Seekrankheit auf dem eigenen Schiff. So wird berichtet, dass 1497 Kapitän Vasco da Gama (Spanien) bei der Umsegelung von Kap Horn 100 Seeleute seiner 160 Mann starken Besatzung durch Skorbut verloren hat. Es dauerte einige Jahrhunderte, bis die Bedeutung frischen Obstes, insbesondere Zitronen und Orangen, zur Behandlung des Skorbuts erkannt wurde. 1775 hat Kapitän Cook (England) als erster bewiesen, dass nicht allein die langen Seereisen für das Auftreten von Skorbut verantwortlich waren. Ein Bericht der k.u.k. Kriegsmarine aus dem Jahr 1864, das Linienschiff Kaiser betreffend, zeigt, dass von 900 Matrosen 800 seekrank wurden, darunter auch viele Maschinisten und Heizer.

Obwohl schon 1535 (Kapitän Jaques Cartier, Frankreich) die Einnahme von Zitrusfrüchten zur Bekämpfung des Skorbuts bekannt war, findet sich in der k.u.k. Marine-Normalverordnung aus dem Jahre 1872 dieser Hinweis nicht. Hingegen wird eine Erhöhung der Essigration pro Mann empfohlen. Darüber hinaus wurde empfohlen lebende Tiere einzuschiffen, beides nicht zielführende Maßnahmen. Interessant in dem Zusammenhang ist, dass schon damals bemerkt wurde, dass Schweine nicht seekrank werden. Schweine scheinen schon seit Noahs Zeiten geborene "Seeleute" zu sein.

Man muss sich nun fragen, warum dies so ist. Für Laborversuche wird Diaminooxidase (histamin-abbauendes Enzym) aus Schweinen gewonnen. Da Schweine Allesfresser sind, haben sie so wie Löwen und Tiger einen erhöhten Blutspiegel an Diaminooxidase, weil sie sonst beim Essen von verdorbenem Fleisch (enthält viel Histamin) sterben würden. Da nun Histamin der Auslöser der Seekrankheit ist, ist es nicht überraschend, dass Tiere, die einen erhöhten Diaminooxidase-Gehalt haben, offensichtlich nicht seekrank werden.

Symptome der Seekrankheit

An erster Stelle und oft als erstes auftretend und als Frühwarnzeichen zu verstehen, steht Gähnen. Darüber hinaus finden sich Gesichtsblässe, Gesichtsschweiß, Schwindel, Übelkeit, Erbrechen bis hin zu Selbstmordgedanken. Der Speichelfluss ist negativ korreliert mit der Heftigkeit der Seekrankheit. Dies ist insofern bemerkenswert, als die Mundtrockenheit oft nur den gleichzeitig eingenommenen Mitteln gegen Seekrankheit zugeordnet wird.
Festgehalten werden muss, dass praktisch jeder Mensch seekrank werden kann und dass auch so genannte Segelprofis seekrank werden. Lediglich ein einziger des siegreichen Volvo Ocean Race Bootes Illbruck hat angegeben, bisher noch nie seekrank geworden zu sein.
Im Folgenden soll ein Auszug aus der vorhandenen Literatur die Häufigkeit der Seekrankheit sowie den Bezug zum Alter und Geschlecht der Patienten wiedergeben:
Bei 114 Seereisen auf 9 Schiffen mit 20.029 Passagieren klagten 7 % über Erbrechen, 4 % fühlten sich absolut elend, 4 % ziemlich krank und 21 % gaben leichtes Unwohlsein an. Insgesamt fühlten sich somit 36 % der Patienten nicht wohl.
Bei 3.256 Reisebuspassagieren finden sich ähnliche Zahlen. 1,7 % gaben Erbrechen an, 12,8 % Übelkeit, 28,4 % fühlten sich schlecht, also insgesamt 42,9 %. Dabei hatten 3/4 der Passagiere keine Sicht nach vorne!
Bei einer Studie mit 141 Piloten, die am Black hawk (Hubschrauber)-

Flugsimulator trainierten, berichteten 36 % über positive Symptome einer motion sickness. Motion sickness ist bei Simulator-Panzerfahrten doppelt so hoch wie bei Personen mit anamnestischer Seekrankheit.
Allgemein bekannt ist, dass Kleinkinder unter zwei Jahren weniger häufig von Seekrankheit betroffen sind. Kinder, die an Migräne leiden, werden leichter seekrank.
Im Erwachsenenalter sind Frauen häufiger von Seekrankheit betroffen als Männer. Eine Untersuchung auf einem Segelschiff, auf dem nur Frauen an Bord waren, zeigte einen Zusammenhang zwischen Kopfweh und Migräne sowie ein Auftreten der Seekrankheit in Relation zum Zyklus. Die genannten Symptome traten zum Zeitpunkt der Ovulation weniger oft und zum Zeitpunkt der Menses am häufigsten auf (2). Mit zunehmendem Alter nimmt die Seekrankheit bei beiden Geschlechtern ab.

Ursachen der Seekrankheit

Die Ursache der Seekrankheit wird als optokinetischer Reiz gesehen, wobei einerseits das Auge, andererseits der Vestibularapparat sowie das Gehirn eine tragende Rolle spielen. Dem Magen, der letztlich Effektororgan ist, kommt als Auslöser der Seekrankheit keine oder kaum eine Funktion zu.
Im Folgenden soll nun die Bedeutung des Auges, des Gleichgewichtsorganes sowie die Relation zwischen Histamin-Anstieg, gleichzeitigem Abfall des Vitamin-C-Spiegels und Auftreten der Seekrankheit im Detail besprochen werden.

Bedeutung des Auges

Es ist eine Tatsache, dass Übelkeit in gewissen Großkinos auftreten kann, in denen Bewegungen vorgetäuscht werden, die lediglich durch das Auge wahrgenommen werden können, wobei der Körper nicht oder kaum irgendwelchen räumlichen Veränderungen ausgesetzt ist. Nun gibt es für das Auftreten der Seekrankheit zwei Theorien. Die eine nennt sich "classical sensory mismatch theory" und die andere "subjective vertical conflict model". Beiden ist im Wesentlichen zu eigen, dass Übelkeit auftritt, wenn das zu erwartende Ereignis mit dem tatsächlich eintretenden Ereignis nicht übereinstimmt und es somit zu einer Missinformation im Gehirn kommt (3).

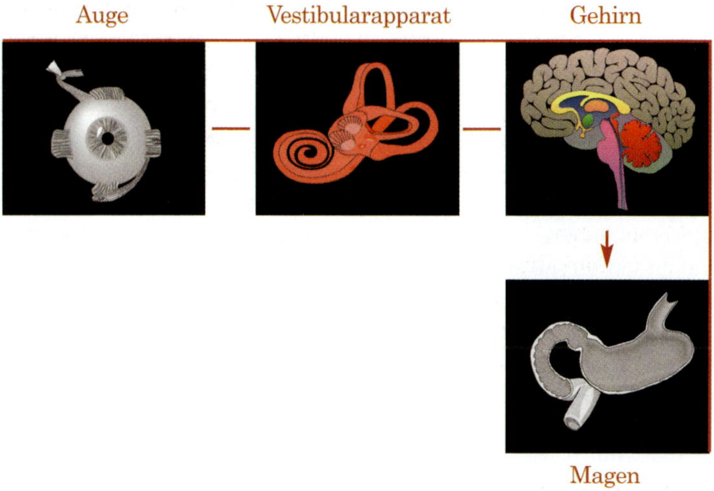

Welche Befunde sprechen nun für die Auslösung der Übelkeit durch das Auge: Erstens, wie bereits erwähnt, kann es auch bei Kinofilmen zu Übelkeit kommen. Weiters ist bekannt, dass Seekrankheit bei artifiziellem Horizont oder bei Fenstersicht des Passagiers weniger häufig auftritt. Der Nystagmus (Augenzittern) ist ein Maß für das Auftreten der Seekrankheit. Unter Versuchsbedingungen am Drehstuhl korreliert stärkeres Augenzittern mit leichterer Empfindlichkeit für Seekrankheit. Die Nystagmus-Reaktionen nach "Kosmonauten-vestibulären Training" sind um 20 bis 30 % unter dem Wert von Kontrollpersonen (4). Rein optokinetisch gierende Rotationen (Drehstuhl) machen Menschen nicht seekrank, sofern sie den Kopf nicht bewegen.

Unter Gieren versteht man ungewolltes wiederkehrendes Ausscheren eines Bootes aus dem gesteuerten Kurs als Folge einer Drehbewegung (Durchschwingung), um die durch den Drehpunkt verlaufende senkrechte Achse (5).

Auf Rettungsbooten von Bohrinseln, aber auch in Rettungsinseln nach Schiffbruch bei denen die Sicht nach außen weitgehend fehlt, wird über eine hohe Inzidenz von Seekrankheit berichtet.

Dem Fahrer eines Autos oder dem Rudergänger auf See (Steuermann) wird selten schlecht. Dies dürfte damit zusammenhängen, dass der Steuermann der Einzige ist, der genau abschätzen kann, wohin das Schiff fährt, sodass es zu keiner Diskrepanz zwischen der erwarteten und der eintretenden Bewegung kommt. Interessanterweise dürfen Autofahrer nach einer Fahrt auf der Autofähre ihr Auto lenken, während Piloten viele Stunden nach einem Simulatortraining Flugverbot haben.

Aus diesen auszugsweise dargestellten Untersuchungsergebnissen könnte man somit dem Auge eine tragende Funktion zuordnen.

Da auch Blinde seekrank werden können, relativiert sich jedoch das Auge als Auslöser der Seekrankheit.

Tatsache aber ist, dass auch Fische seekrank werden können und Goldfische im Experiment eine Dominanz des vestibulären Systems bei der Auslösung der motion sickness zeigen (6).

» Das visuelle System ist sekundär.

Bedeutung des Vestibularapparates

Menschen mit funktionsunfähigem Innenohr werden nicht seekrank.

Wenn man Ratten einer doppelten Erdbeschleunigung aussetzt so werden Ratten seekrank. Dies zeigt sich durch Kaolinaufnahme (= Pica = Aufnahme von Substanzen ohne Nährwert). Ratten würden unter normalen Umständen nie eine Nahrung ohne Nährwert aufnehmen. Wiederholt man diesen Versuch mit Ratten, denen man das Labyrinth des Innenohrs zerstört hat, so kommt es zu keinem Histamin-Anstieg und keinem Zeichen von Übelkeit (= keine Kaolinaufnahme).

Man kann aber auch die Histamin-Produktion im Gehirn enzymatisch hemmen.

Histidin wird durch ein Enzym (Histidindecarboxylase) in Histamin umgewandelt. Wenn man nun dieses Enzym durch αFluoromethylhistidin (α FMH) hemmt, kann folgerichtig kein Histamin im Gehirn gebildet werden (7, 8).

Bei Katzen konnte z. B. durch Behandlung mit α FMH eine Unterdrückung des bewegungsindizierten Erbrechens gezeigt werden (9). Auch reduziert α FMH die Histaminfreisetzung im Hypothalamus (Gehirn) und unterdrückt die Kaolinaufnahme von Ratten (Brechreizäquivalent).

Die dritte Möglichkeit besteht darin, das im Gehirn freigesetzte Histamin durch Blockierung des Histamin-Rezeptors unwirksam zu machen. So kann durch die Gabe eines Histamin-H3-Rezeptor-Agonisten (z. B. Thioperamid) eine signifikante Abnahme des okulovestibulären Reflexes erreicht werden.
Die dargestellten Untersuchungen zeigen, dass entweder die Zerstörung des Labyrinths oder aber die Unterdrückung der Histaminfreisetzung im Gehirn oder aber die Aktivierung des Histamin-H3-Rezeptors im Gehirn in der Lage sind Seekrankheit-Symptome zu unterdrücken.
Werden Ratten der doppelten Erdbeschleunigung ausgesetzt, dann adaptieren sie sich bereits nach vier Stunden, nicht aber nach zwei Stunden. Dies lässt darauf schließen, dass die Ratten einen Mechanismus zur Unterdrückung der Seekrankheit haben (10). Tatsache ist, dass Ratten unter Stressbedingung Histamin freisetzen und als einzige fähig sind, Vitamin C zu synthetisieren. Dieses synthetisierte Vitamin C ist offensichtlich in der Lage, Histamin abzubauen. Stress erhöht bei Ratten sowohl die Histaminkonzentration im Hypothalamus (Gehirn) als auch die Aktivität der Histidindecarboxylase im Hypothalamus. Histidindecarboxylase ist das Enzym, dass aus Histidin Histamin erzeugt. Darüber hinaus kommt es auch zu einer Erhöhung des Corticosteronspiegels im Plasma.
Befehle werden im Gehirn durch verschiedene Neuronensysteme (chemische Leitungen) vermittelt.

Vorliegende neurophysiologischen Untersuchungen lassen folgende Zuordnung zu (11):

1. das histaminerge Neuronensystem ist in die Systeme der Motion sickness, Emesis (Erbrechen) inkludiert, involviert.
2. das acetylcholinerge Neuronensystem ist in den Prozess der Gewöhnung einbezogen.
3. das catecholaminerge Neuronensystem im Hirnstamm ist nicht in die Entwicklung der motion sickness beteiligt.

Aufgrund der vorliegenden Literatur und den Ergebnissen der Tierversuche geht somit hervor, dass die primäre Ursache der Seekrankheit Histamin ist.

Histamin ist ein biologisch hochpotentes biogenes Amin, das im Körper aus Mastzellen freigesetzt wird und enzymatisch durch Decarboxylierung der Aminosäure Histidin entsteht. Die physiologische (normale) Funktion besteht in Stimulation der Magensaftsekretion und Gefäßerweiterung. Histamin ist auch als Neurotransmitter für den Schlaf/Wachrhythmus, aber auch für die Appetitkontrolle und Lernfähigkeit sowie das Gedächtnis verantwortlich. An pathologischen (krankhaften) Funktionen sind insbesondere die Allergie wie Conjunktivitis und Rhinitis allergica sowie Asthma bronchiale, und die Histamin-Intoleranz zu nennen. Der Histamin-Spiegel ist erhöht bei der Mastozytose (vermehrte Mastzellen in der Haut) sowie Polyzytaemia vera (Vermehrung der roten Blutkörperchen im Alter) sowie Urticaria (Nesselsucht). Besonders hoch ist der Histamin-Spiegel im allergischen Schock, aber auch bei der Histamin-Freisetzung im Rahmen von Röntgenkontrastmittel-Untersuchungen. Auch Suchtgifte sind in der Lage, Histamin freizusetzen.

Histamin ist also die primäre Ursache der Seekrankheit. Wenn man nun bedenkt, dass bei Stress, der ja bei kleinen Schiffen und hohem Seegang leicht aufkommt, Histamin frei wird und dieses zum Abbau Vitamin C verbraucht, fällt es nicht schwer einen Zusammenhang zwischen Vitamin-C-Mangel, erhöhtem Histamin-Gehalt und dadurch leichter auftretender Seekrankheit herzustellen.
Histamin ist somit der Auslöser der Seekrankheit während Acetylcholin dafür verantwortlich ist, dass die Seekrankheit zeitlich limitiert ist, wenngleich sie auch Tage andauern kann. Menschen die ständigen Schaukelbewegungen ausgesetzt sind, gewöhnen sich also nach einer gewissen Zeit an die veränderte Umwelt.
Kommen wir nun zurück zum Histamin. Stress bzw. unphysiologische Körperbewegungen (wie z. B. auf Schiffen) führen zu Histaminausschüttung und somit vermutlich zu Vitamin-C-Verbrauch.

Die Ergebnisse lassen den Schluss zu, dass Seekrankheit unterdrückt werden kann, wenn es gelingt, Histamin im Gehirn abzubauen oder dessen Freisetzung bzw. Produktion zu verhindern.

» Es nimmt daher nicht Wunder, dass die meisten Medikamente gegen Seekrankheit Antihistaminika sind.

Tabelle 30: Medikamente gegen Seekrankheit

- o Scopolamin TTS – Pflaster
- o Cinnarizin – Stutgeron 75 mg Kps
- o Dimenhydrinate – Travel Gum 20 mg
- o Doxepin – Sinequan 10 m Kps
- o Doxylamin – Wick Hustensaftkonzentrat
- o Phenytoin – Epilan S Gerot Tbl
- o Meclozine – Contravert B6 (Meclozin 25 mg)
  Diligan Tbl (Meclozin 25 mg, Hydroxyzin 10 mg)
  Hydroxyzin 10 mg – Atarax
- o Dexamethason
- o (Terfenadin) nicht mehr im Handel
- o Flunarizin – Ca-Antagonist
- o Vasopression-Antagonisten
- o Promethazin (Phenothiazinderivat)
- o (α-Fluoromethylhistidin (Inhibitor der Histaminsynthese)) nicht im Handel

• Hierbei ist auffallend (die Reihung wurde nach Wirksamkeit und Bedeutung zusammengestellt), dass Scopolamin an erster Stelle steht. Scopolamin ist ein Suchtgift, das keine antihistaminische Wirkung hat. In Studien zeigte sich sogar, dass Scopolamin den Histamin-Anstieg bei motion sickness nicht unterdrückt. Allerdings wird dem Scopolamin eine Einflussnahme auf die Übertragung der Reize auf das Gehirn zugesprochen. Die gute Wirksamkeit von Scopolamin ist insbesondere Profis bekannt. Allerdings hat es Nachteile, da das Nahsehen erschwert und die üblicherweise auftretende Gewöhnung an die Seebewegungen verhindert wird.

• Bemerkenswert ist, dass auch ein Cortisonpräparat, nämlich Dexamethason Wirksamkeit zeigt. So konnten mit 0,5 mg Dexamethason (alle 6 Stunden für zwei Tage) um 80 % mehr "stress-full motions" ausgehalten werden.

• Insgesamt ist festzuhalten, dass Cinnarizin, die beste Wirkung zu haben scheint. Bei 95 Versuchspersonen besserte sich die Seekrankheit bei rauer See in 69 % durch 50 mg Cinnarizin. Wenn man nun bedenkt, dass Cinnarizin schon mit einer Kapsel Stutgeron (75 mg Cinnarizin) wesentlich höher dosiert ist, wird klar, dass dem Cinnarizin eine sehr gute antiemetische Wirkung zukommt.

Kinder, die an Übelkeit bei Autofahrten leiden, konnten mit Cinnarizin gut behandelt werden. Von 79 Kindern, denen 15 mg Cinnarizin zwei Stunden vor Fahrtantritt gegeben wurden, berichteten 81% über einen guten bis exzellenten Erfolg.

- Blutdrucksenkende Mittel, wie Kalzium-Antagonisten und Vasopressin-Antagonisten sind bei der Seekrankheit ebenfalls wirksam.
-> Dies könnte bei Hypertonikern in Rücksprache mit den Internisten eine durchaus vernünftige Alternative darstellen.

- Doxylamin und Pyridoxin (Vitamin B6) wird bei Schwangerschaftserbrechen eingesetzt. Doxylamin ist z. B. im "Wick Hustensaft konzentriert" enthalten.

- Die vorher beschriebene Substanz α FMH ist im Handel nicht erhältlich.

Die Placeborate bei Medikamenten liegt bei 30 %!

Medikamente, die die Seekrankheit verstärken

Während endogene Opiate die Seekrankheit kontrollieren, verstärken Morphinantagonisten wie Naloxon die Seekrankheit.
Die Seekrankheit wird auch durch ein Antibiotikum, nämlich Erythromycin, verstärkt. Im Beipacktext steht an erster Stelle Übelkeit und an zweiter Stelle Erbrechen als mögliche Nebenwirkung!

Alternative Maßnahmen zur Behandlung der Seekrankheit

» Immer wieder werden alternative Maßnahmen empfohlen. In Studien zeigte sich jedoch die Wirkungslosigkeit von Ginger, der "selbst erfüllenden Prophezeiung", der P6-Akupressur und Angst als Auslöser.
Bei der angeblichen Wirkung von alternativen Maßnahmen ist immer zu bedenken, dass die Placeborate bei 30 % liegt.

Histamin für Schlaf/Wachphase verantwortlich

» Histamin ist für die Wachphase verantwortlich. Es ist daher nicht verwunderlich, dass der Histamin-Spiegel im Schlaf gegen Null sinkt. Dies kann man sich zu Nutze machen, indem man Personen, bei denen die Übelkeit beginnt, bittet sich hinzulegen und zu schlafen. Durch den gesenkten Histamin-Spiegel können diese Personen dann, wenn sie wieder wach werden, durchaus wieder am Leben an Bord teilnehmen.

Histaminspiegel sinkt im Schlaf gegen Null

Schlaf ist eine Therapieform für die Seekrankheit. Bei Beschwerden sollte man daher versuchen zu schlafen. Dies sollte nach Möglichkeit mitschiffs geschehen.
Wenn man nun das Schiff nach einer stürmischen Fahrt verlässt und denkt, man hat die Sache ausgestanden, muss man leider oftmals feststellen, dass es auch eine "Seekrankheit am Land" gibt, die "Mal de debarquement" genannt wird, im Deutschen oft als "Seemannsgang" bespottet. Diese findet sich in 66 % nach der ersten Seereise. Eine signifikant positive Korrelation zwischen dem Auftreten der Seekrankheit und dem anschließenden "Mal de debarquement" ist beschrieben.

Therapeutisches Vorgehen bei Seekrankheit:

Wann immer es für eine Krankheit, und als dieses muss die Seekrankheit bezeichnet werden, eine Reihe von verschiedenen Medikamenten gibt, muss man davon ausgehen, dass kein Einziges in der Lage ist, die Seekrankheit völlig zu beherrschen. Denn wenn dies so wäre, dann würden ja alle anderen Medikamente vom Markt genommen werden und ein Einziges übrig bleiben. Tatsache ist somit, dass die angesprochenen Medikamente die Seekrankheit lindern können, in manchen Fällen sogar verhindern können, aber nach wie vor nicht das Gelbe vom Ei sind. » Wir haben uns daher die Frage gestellt, wie man diese Situation verbessern kann.

1. Optische Reize in der Therapie:

Faktum Nr. 1 ist, dass die optischen Reize einen gewissen Einfluss haben. Es ist daher zu empfehlen nach Möglichkeit in Fahrtrichtung und mittschiffs zu sitzen. Am besten ist es zu stehen und im Stehen mit den Beinen die schlingernden und stampfenden Bewegungen des Schiffes auszugleichen.

2. Nahrungsmittelauswahl bei Seekrankheit

Die Nahrung, die Segler üblicherweise zu sich nehmen, besteht aus haltbar gemachtem, also oft aus Salami, Hartkäse, Thunfisch aus der Dose, Tomaten und Schokolade. Getrunken wird Rot- und Weißwein, Bier und am Abend der "Sundowner". Alle diese Speisen bzw. Getränke enthalten Histamin und andere biogene Amine, die somit die Seekrankheit fördern.

- Salami
- Hartkäse
- Thunfisch (Dose)
- Tomaten
- Rotwein
- Weißwein
- Bier
- "Sundowner"

FAZ
FLORIDSDORFER ALLERGIE ZENTRUM

HISTAMINFREIE ERNÄHRUNG

Auswahl der wichtigsten histaminhältigen Nahrungsmittel

	von - bis (max)		von - bis (max)
Käse	*Histamin (mg/kg)*	**Rohwürste/Rohschinken**	*Histamin (mg/kg)*
Emmentaler	<10-500 (2500)	Salami	<10-280
Bergkäse	<10-1200	Cervelatwurst, Kantwurst	<10-100
Parmesan	<10-580	Osso collo, Westfäler Schinken	<10-300
Gouda, Edamer, Stangenkäse	<10-200 (900)	Frischfleisch	<1
Tilsiter, Geheimratskäse, Butterkäse	<10-60		
Österr. Blau- und Grünschimmelkäse	<10-80	**Fisch/Fischprodukte**	*Histamin (mg/kg)*
Camembert, Brie	<10-300 (600)	Fisch fangfrisch	0
Schloßkäse, Romadur	<10-100	Frischfisch verdorben	bis 13000
Quargel	<10-50 (390?)	Tiefkühlware	0-5 (>50)
Frischkäse, Topfen	0	Vollkonserven (z.B.Thunfisch)	0-15 (300)
Alkoholische Getränke	*Histamin (µg/kg)*	**Gemüse**	*Histamin (mg/kg)*
Rotwein Maximalwerte	bis 3800	Tomaten (Ketchup)	22
österr.Rotweine (Eigenmessungen)	60-600 (1100)	Spinat	30-60
österr.Weißweine	10-120	Avocado	23
Sekt	15-80	Melanzane (Auberginen)	26
Champagner	670	Sauerkraut	10-200
Bier	20-50		
Weizenbier	120-300	**Essig**	*Histamin (µg/kg)*
alkoholfreies Bier	15-40	Rotweinessig	4000

Obwohl Histamin im Blut nicht unmittelbar in das Gehirn geht, sondern nur langsam dem Gehirn über die Blut-Liquor-Schranke zugeführt wird, ist doch klar, dass bei ständigem Essen von Histamin-hältigen Speisen es zu einer Anhäufung von Histamin im Gehirn kommen muss, und somit die Seekrankheit leichter auslösbar wird. Es ist daher anzustreben auf See Speisen zu essen, die histaminfrei sind, dass heißt im

Klartext alle Speisen, die frisch sind mit Ausnahme von Spinat und Tomaten (=Ketchup, Pizza!), die auch in frischen Zustand nicht verwendet werden dürfen.

3. Vitamin C in der Therapie

Kommen wir zurück zu der Eingangsgeschichte, in der das Hauptproblem der Seekrankheit, der Vitamin-C-Mangel, nämlich der Skorbut war. Es ist nicht von ungefähr, dass Skorbut auf See und selten am Land aufgetreten ist. Wenn man nun den Rattenversuch hernimmt, bei dem es sich gezeigt hat, dass Ratten unter Stress Histamin freisetzen und um dieses abzubauen Vitamin C synthetisieren, dann wird klar, dass bei einer stürmischen Überfahrt die Stress bei den Seeleuten verursacht, Histamin frei wird und das körpereigene Vitamin C zum Abbau des Histamins sich sehr schnell verbraucht (12). Dies wäre eine zusätzliche Erklärung für das Auftreten von Skorbut abseits von der mangelnden Aufnahme von Speisen die kein oder wenig Vitamin C enthalten (13).

Ein Patient erzählte mir einmal, dass griechische Fischer, wenn sie Touristen von einer Insel zur anderen mit dem Fischerboot führen, bei stürmischem Seegang Zitronenscheiben zum Kauen verteilen.
Wenn man nun diesem Gedanken logisch folgt, so müsste Vitamin C bei der Behandlung der Seekrankheit wirksam sein. Liest man die vorhanden Publikationen durch, so finden sich eine Reihe von Arbeiten die eine inverse Relation zwischen Histamin und Vitamin C zeigen (das heißt, bei hohem Histamin-Spiegel ist der Vitamin-C-Spiegel niedrig), aber sehr wohl auch Publikationen die keinen Zusammenhang zwischen Histamin und Vitamin C nachgewiesen haben.

Um nun auch selbst die Wechselwirkung von Histamin und Vitamin C zu untersuchen, haben wir in vitro, dass heißt in der Eprouvette, den Einfluss von Vitamin C auf Histamin untersucht. In niedriger Dosis fanden wir keine Beeinflussung des Histamin-Spiegels durch Vitamin C. Erst bei sehr hoher Dosis (würde 2,5 Gramm Vitamin C intravenös gegeben entsprechen) kam es zu einem rapiden Absinken des Histamin-Spiegels (Abb.14).

Abbildung 14: Histamingehalt einer Histaminlösung (Ausgangswert 3,5 ng/ml) nach Zusatz unterschiedlicher Vitamin-C-Mengen (Co-Inkubation bei 37 °C in Anwesenheit von Kupfer).

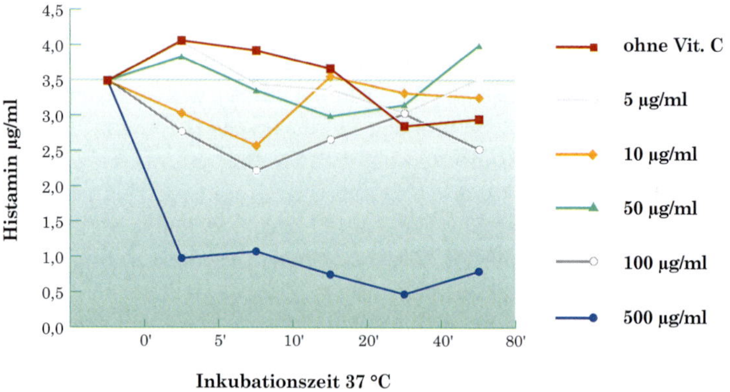

Da aber Laborversuche nicht unbedingt auf den Menschen übertragen werden können, suchten wir nach einem Humanmodell.

Untersuchungen an Menschen bei rauer See sind aus verschiedenen Gründen schwierig. Wir haben daher nach einem Modell im Menschen gesucht, bei dem ständig hohe Histamin-Spiegel vorkommen und haben dies in dem Krankheitsbild der Mastozytose gefunden. Dieses Krankheitsbild (sieht ähnlich aus wie Muttermäler auf der Haut) ist durch eine Vermehrung von Mastzellen ausgezeichnet. Diese enthalten große Mengen an Histamin und können bei entsprechendem Impuls Histamin spontan freisetzen. Diese Menschen leiden neben Hauterscheinungen wie Rötung der Haut, Juckreiz und Quaddelbildung auch an anderen Histamin-bedingten Veränderungen wie Durchfällen aber auch Kopfschmerzen. Außerdem wird von diesen Personen Übelkeit angegeben, die so weit gehen kann, dass die Patientinnen berichten, sie fühlen sich als ob sie ständig schwanger wären und teilweise die Freude am Leben verlieren und Selbstmordgedanken hegen.

Folgende Tabelle zeigt die klinische Symptomatik und die Blutbefunde einer Mastozytose-Patientin. Es findet sich ein erhöhter Histamin-Spiegel, ein erniedrigter Diaminooxidase- und ein erniedrigter Vitamin-C-Spiegel.

A.D., weibl., 24 J.

Mastozytose (im AKH diagnostiziert)

Anamnese:

- starke Schwellungen nach Insektenstichen
- chinesisches Essen wird nicht vertragen
- öfters Kopfschmerzen, selten Durchfälle
- Hypotonie, fallweise Herzrhythmusstörungen
- Dysmenorrhoe
- selten Übelkeit
- leicht seekrank ("musste bei Lauda Air aufhören")

Befunde:

Plasma-Histamin	0,5 ng/ml	(Norm: ≤ 0,4 ng/ml)
Serum DAO	4 U/ml	(Norm: > 3 U/ml, 3-10 U/ml Grenzwert)
Serum Vitamin C	3,8 µg/ml	(Norm: 5,2-12,8 µg/ml)

Wir haben nun folgende Hypothese aufgestellt:

Wenn es wirklich so ist, dass es in der Humanmedizin zu einer inversen Relation zwischen hohem Histamingehalt und Vitamin C kommt, dann muss es so sein, dass Patienten mit Mastozytose einen niedrigen Vitamin-C-Spiegel haben!

Daraufhin untersuchten wir eigene Patienten und Patienten vom AKH, deren Seren (n=14) wir zur Untersuchung freundlicherweise von Prof. Valent zur Verfügung gestellt bekommen haben, auf den Vitamin-C-Gehalt und fanden hier einen signifikant erniedrigten Vitamin-C-Wert ($p < 0{,}02$) (Abb.15).

Abbildung 15: Vitamin-C-Spiegel bei Patienten mit Mastozytose und gesunden Kontrollpersonen.

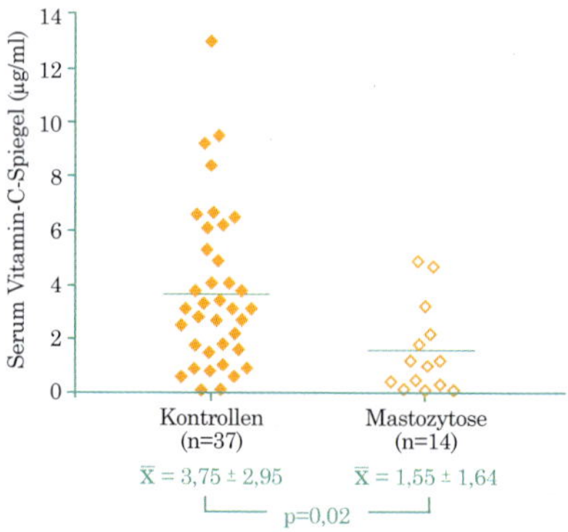

Auch dies ist noch kein wirklicher Beweis, denn ein solcher liegt nur dann vor, wenn wir durch Vitamin-C-Gabe einerseits den Vitamin C-Spiegel normalisieren, andererseits den Histamin-Spiegel senken und vor allen Dingen die Übelkeit, die für diese Patienten als quälend empfunden wird, beseitigen können. Tatsächlich fanden wir, dass Vitamin C in Dosierungen zwischen 1 und 3 Gramm täglich in der Lage ist, die Übelkeit bei Mastozytosepatienten zu beseitigen und eine unserer Patientinnen (selbst Ärztin) ist nunmehr wieder in der Lage, ein Flugzeug zu besteigen ohne luftkrank zu werden.

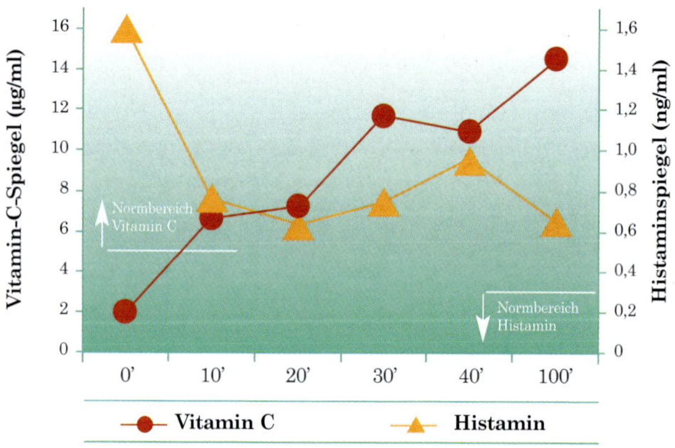

Abbildung 16: Abfall des Histaminspiegels bei einer Patientin mit Mastozytose nach oraler Gabe von Vitamin C.

Abbildung 16 zeigt den Histamin-Abfall durch Vitamin-C-Gabe bei einer Mastozytose-Patientin und deutet an, dass Vitamin C offenbar umso wirksamer ist, je höher der Histamin-Spiegel ist. Dies würde umgesetzt auf die Seekrankheit bedeuten, das Vitamin C umso wirksamer ist, je schlechter es einem Patienten geht.

» Aus dem Gesagten lässt sich folgern, dass hoch dosiertes Vitamin C durchaus in der Lage sein kann, die Seekrankheit positiv zu beeinflussen. Das Problem der Vitamin-C-Gabe besteht nun aber darin, dass die Aufnahme von Vitamin C im Darm einem Transportmechanismus unterworfen ist, der relativ langsam ist, sodass auch bei Einnahme großer Mengen von Vitamin C die Resorption nur in einer bestimmten Geschwindigkeit vor sich geht.

Am schnellsten ist immer die intravenöse Gabe eines Medikamentes. Intravenöse Gaben von Vitamin C können aber höchstens auf großen Schiffen in Spitalsabteilungen verabreicht werden und bieten sich für "normale" Segler nicht an.

Wir haben deshalb nach einem Ausweg gesucht.

Die beste Alternative Vitamin C rasch dem Körper zuzuführen erfolgt zweifellos über die Mundschleimhaut, in Form von Vitamin-C-Kau tabletten (500 mg). In einer eigenen Untersuchung zeigte sich bereits innerhalb von 10 Minuten ein Anstieg des Vitamin- C-Spiegels um 40 % bei Einnahme von Kautabletten, im Vergleich zu 13 % bei Einnahme von Vitamin-C-Brausetabletten (1000 mg).

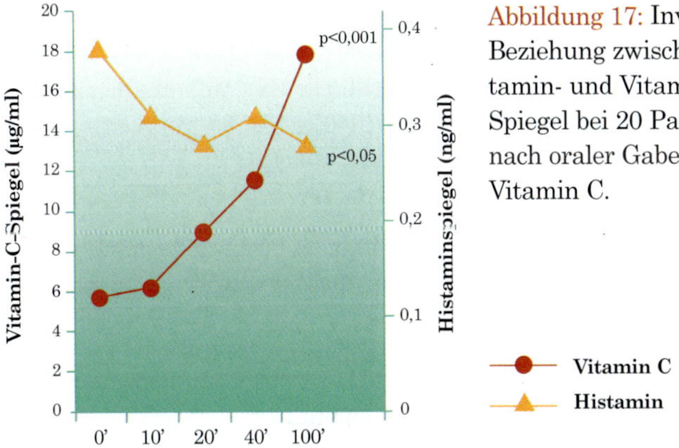

Abbildung 17: Inverse Beziehung zwischen Histamin- und Vitamin-C-Spiegel bei 20 Patienten nach oraler Gabe von Vitamin C.

Abbildung 17 zeigt den Anstieg des Vitamin-C-Spiegels nach Einnahme von 4 Vitamin-C-Kautabletten à 500 mg und den gleichzeitigen Abfall des Histamin-Spiegels bei 20 Patienten. Allerdings spiegelt dieses Ergebnis nur die Veränderungen im Blut wieder, nicht jedoch im Gehirn, wo allerdings aus verständlichen Gründen keine Messungen durchgeführt werden können. Es ist jedoch sehr wahrscheinlich, dass die Wirkung im Gehirn stärker ist, da über die Mundschleimhaut resorbiertes Vitamin C sehr schnell ins Gehirn eintritt.
Erste Versuche auf See zeigten den positiven Effekt der Vitamin-C-Kautabletten im Sinne der Unterdrückung von beginnender Seekrankheit-Symptomatik.
Um allerdings den strengen wissenschaftlichen Bedingungen zu genügen, fehlen noch zwei Dinge: Erstens eine plazebokontrollierte Doppelblind-Studie an Mastozytosepatienten bei der gezeigt werden kann, dass es auch unter diesen Bedingungen zu einem signifikanten Abfall des Histamin-Spiegels bei Vitamin-C-Gabe kommt. Zweitens eine plazebokontrollierte Doppelblind-Studie auf See bei rauem Wetter. Beides ist in Vorbereitung.
Die Ergebnisse der vorliegenden offenen Studie sind jedoch so deutlich, dass mit einer Bestätigung der vorliegenden Ergebnisse in den zwei anstehenden Studien gerechnet werden kann.

Zusammengefasst lässt sich Folgendes sagen:

Das Wesentliche auf See ist, dass man die Einnahme von Speisen, die histaminhältig sind oder andere biogene Amine enthalten, vermeidet.
» vermeidet die Aufnahme von Histamin

Extreme Schiffsbewegungen sollten durch den Aufenthalt mittschiffs vermieden werden. Bewegungen des Kopfes müssen vermieden werden (Ganzkörperdrehung statt Drehung des Kopfes)
» vermeidet die Entstehung von Histamin

Weiters ist die Einnahme eines wirksamen Seekrankheitsmittels, vorzugsweise Cinnarizin (Stutgeron 75 mg Kapseln) viele Stunden vor Fahrtantritt (!) zu empfehlen (1–2 x täglich). Idealerweise sollte man eine Woche vor der Reise damit beginnen. Manche Patienten bemerken allerdings bei der Einnahme das Auftreten einer leichten Müdigkeit, die jedoch nach einigen Tagen Gewöhnung vergeht. (Cinnarizin wird von

HNO-Ärzten in der wochenlangen Therapie des Tinnitus (Ohrensausen) verwendet.)

» blockiert den Histamin-Rezeptor (Bindungsstelle)

Last but not least sollten mindestens 2 Gramm Vitamin C und bei Auftreten von klinischen Symptomen zusätzlich Vitamin C in Form von 500 mg Kautabletten durch die Mundschleimhaut aufgenommen werden, um die Symptome der Seekrankheit zu unterdrücken.

» baut Histamin ab

Da der Histaminspiegel im Schlaf gegen Null sinkt, ist auch Schlafen eine Therapieform.

» senkt den Histamin-Spiegel

Histamin ist der Auslöser der Seekrankheit.

Therapie-Empfehlung:

Histaminfreie Diät
Stutgeron
Vitamin C (in Form von Kautabletten)
Schlaf

Wie sieht nun der Status quo aus, das heißt, was tun die Segler derzeit. Eine Auswertung von Fragebögen des Ecker-Cups 2003 zeigte, dass kaum ein Teilnehmer ein Mittel gegen die Seekrankheit genommen hat. Zum Teil wurden völlig unwirksame Medikamente wie Aspirin verwendet. Interessant ist jedoch, dass offensichtlich Schlaf als Therapie der Seekrankheit, bewusst oder unbewusst bei allen eingesetzt wurde und in allen Fällen geholfen hat.

Addendum:

Schwangerschaftserbrechen tritt üblicherweise in den ersten drei Monaten der Schwangerschaft, manchmal auch danach auf.

Dr. H. E. Mark entwickelte einen so genannten Impulsstimulator, der für NASA-Astronauten entwickelt wurde, um die space motion sickness zu kontrollieren. Dieses batteriebetriebene Gerät stimuliert durch Elektroden, die im Bereich des Mastoids, also hinter dem Ohr, appliziert werden, den Nervus vestibulocochlearis.

In einer Studie mit 46 Schwangeren zeigte sich eine Besserung der Übelkeit bei 44 von 46 Patientinnen, die eine dreimalige einstündige Behandlung durchmachten. Ein anhaltender Erfolg wurde bei 24 % nach der ersten Behandlung, bei 52 % nach der zweiten und bei 17 % nach der dritten Behandlung angegeben. Das Gerät wird unter dem Namen "Bon Voyage" (Friedrich Hörgeräte, Wien, Österreich) vertrieben (14).

Literatur

1. Hausler R., Ski sickness, Acta Otolaryngol 1995, 115:1-2
2. Grunfeld E.A., Price C., Goadsby P.J., Gresty M.A., Motion sickness, migraine, and menstruation in mariners, The Lancet Vol 351, 1998
3. Bles W., Bos J. und Kruit H., Motion sickness, Current Opinion in Neurology 2000, 13: 19-25
4. Takeda N., Morita M., Horii A. et al, Neural mechanisms of motion sickness, J. Med. Invest. 48:44-59, 2001
5. Ebenholtz Sh., Cohen M., and Linder B., The Possible Role of Nystagmus in Motion Sickness: a Hypothesis, Aviat, Space, Environ Med 1994; 65:1032-5
6. Clement G., Deguine O., Parant M. et al, Effects of cosmonaut vestibular training on vestibular function prior to spaceflight, Eur J Appl Physiol 2001 85: 539-45
7. Schult J.: Segler Lexikon Delius Klasing, Bielefeld 10. Auflage, 1998
8. Vente P., Bos J., de Wit G., Motion sickness amelioration induced by prism spectacles, Brain Res Bull 1998, 47(5):503-5
9. Lathers C., Mukai C.; Smith C., Schraeder P., An new goldfish model to evaluate pharmacokinetic and pharmacodynamic effects of drugs used for motion sickness in different gravity loads, Acta Astronaut 2001; 49: 419-40
10. Takeda N., Morita M., Kubo T. et al, Histaminergic mechanism of motion sickness. Neurochemical and neuropharmacological studies in rats, Acta Otolaryngol 1986; 101:416-21
11. Yamatodani A, Maeyama K, Wada H., Pharmacology of alpha-fluoromethylhistidine, a specific inhibitor of histidine decarboxylase, Trends Pharmacol Sci 1990, 11: 363-7
12. Lucot J., Takeda N., alpha-Fluoromethylhistidine but not diphenhydramine prevents motion-induced emesis in the cat, Am J Otolaryngol 1992, 13: 176-80
13. Uno A., Takeda N., Horii A. et al, Histamine release from the hypothalamus induced by gravity change in rats and space motion sickness, Physio Behav 1997, 61: 883-7
14. Takeda N., Morita M., Hasegawa S. et al, Neurochemical mechanisms of motion sickness, Am J Otolaryngol 1989, 10: 351-9
15. Johnston C., Martin L., Cai X., Antihistmine Effect of Supplemental Ascorbic Acid and Neutrophil Chemotaxis, Journal of the American College of Nutrition, Vol 11, No.2, 172-176 (1992)
16. Johnston C., The antihistamine action of ascorbic acid, Subcell Bichem. 1996; 25: 189-213
17. Golaszewski T., Frigo P., Mark H. et al, Treatment of hyperemesis gravidarum by electrical stimulation of the vestibular system, J. Psychosom. Obstet. Gynecol. 18 (1997) 244-246

Stichwortverzeichnis

E

F

G

H

I

J

K

L

M

N

O

P

R

S